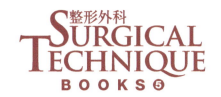

整形外科
SURGICAL TECHNIQUE
BOOKS ⑤

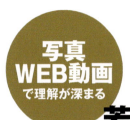

写真
WEB動画
で理解が深まる

若手医師のための

脊椎外傷の
診断・保存的治療・手術

編集 松山幸弘 Yukihiro Matsuyama
浜松医科大学整形外科教授

MC メディカ出版

編集にあたって

　『若手医師のための 脊椎外傷の診断・保存的治療・手術』がついに刊行されることになった．本書は整形外科の若手医師だけではなく，救急医や整形外科専門医にも十分役に立つよう企画したつもりである．

　脊椎外傷はどの地域でも発生するが，その治療は特定の外傷センターなどに託されていることが多く，初期治療からかかわった経験が少ない若手医師が多いと思われる．少なくとも脊椎脊髄損傷の初期治療はどのように行うべきかはどの医師も知っておくべきで，特にその治療内容によっては患者の予後を大きく左右することも多い．その意味を含めて脊椎外傷患者が運ばれてきたらまず何をすべきか，この基本的でまた最も重要な問いに対して，救急集中治療専門医の立場からと脊椎脊髄外科専門医の立場から述べてもらった．きっと第1章をお読みになると脊椎脊髄損傷患者が運ばれてきても，おたおたせず自信をもって対応できるであろう．また第2章では後頭頚椎移行部を含めた上位頚椎から腰椎までの各部位に分けて，その的確な診断に必要な画像診断とその所見の見方やグレード分類をシェーマを多く取り入れてわかりやすく解説していただいた．さらに手術手技については可能な限り動画を取り入れ，よりビジュアルで臨場感あふれる内容にしている．手術のピットフォールはどこなのかがよく理解できるであろう．第3章では脊髄損傷の急性期における薬物治療の進歩はどのようになっているのか，また慢性期に移行した脊髄損傷に対する薬物治療，リハビリの実際についても記載いただいた．

　脊椎脊髄損傷治療は，その初期対応，初期治療，そしてその後の手術治療やリハビリテーションに至るまで急激に進歩している．読者が実際に患者を目の前にしているかのごとく何をしたらよいのか，どの治療が適切なのかをよりわかりやすく臨場感をもって目に焼き付けることが可能な一冊になったのではないかと思う．本書を刊行するにあたって，大変お忙しいなか時間を割いて執筆に応じてくださった多くの著者，また関係者の方々に心より感謝の意を表したい．

浜松医科大学整形外科教授

松山幸弘

contents

編集にあたって ——————————————— 3
執筆者一覧 ——————————————— 8
WEB 動画の視聴方法 ——————————— 10

第1章 脊椎・脊髄損傷の初期治療

1 脊椎外傷患者が運ばれてきたらまず何をするのか

1）バイタルサインのとり方と初期対応 ——————— 12

2）神経所見のとり方とそのチャート，
　障害部位の高位診断 ——————————— 16

3）必要な画像診断と読影の注意点 ——————— 22

2 脊椎外科医としての初期治療

脊椎外科医としての初期治療
：初期合併症にも注目して ———————————— 27

第2章 脊椎損傷の診断と治療

1 上位頸椎の外傷：初期の診断のポイントと対応，治療

1）環椎骨折（Jefferson骨折）の
診断のポイントと初期対応，治療 ————————— 38

2）外傷性軸椎分離症（ハングマン骨折）

①外傷性軸椎分離症（ハングマン骨折）の診断のポイントと初期対応，治療 —— 43

②外傷性軸椎分離症（ハングマン骨折）の手術治療 ————————— 49

3）歯突起骨折の診断のポイントと対応，治療 ————————— 55

2 頸椎損傷による椎骨動脈損傷

頸椎損傷による椎骨動脈損傷の診断と治療 ————————— 61

3 下位頸椎損傷の治療

1）中下位頸椎損傷の治療法選択を
見据えた分類・評価 ————————— 70

2）下位頸椎損傷における保存的治療：ハローベストを中心に —— 78

3）下位頸椎脱臼骨折の術式選択 ————————— 82

4）下位頸椎脱臼骨折の手術の実際

①前方からの整復固定 —————————————————— 88

②後方からの整復固定 —————————————————— 94

③前後方からの整復固定が必要なケース ———————— 99

4　胸腰椎脱臼骨折の治療

1）胸椎・腰椎脱臼骨折の治療法選択を見据えた分類・評価 ———————————————————— 103

2）胸腰椎脱臼骨折の術式選択 ———————————— 109

3）胸腰椎脱臼骨折の手術の実際

①後方からの矯正固定 —————————————————— 114

②前後方からの矯正固定が必要なケース WEB動画▶ ———— 118

5　胸腰椎破裂骨折の治療

1）破裂骨折の評価と治療法選択
：保存的治療の適応，手術法の選択 ———————————— 127

2）屈曲―伸張損傷（Chance骨折）の診断と治療 ———— 133

3）胸腰椎破裂骨折の手術の実際

①前方からの矯正固定 WEB動画▶ ————————————— 143

②後方からの矯正固定 WEB動画▶ ————————————— 151

③前後方からの矯正固定が必要なケース WEB動画▶ ———— 157

6　胸腰椎椎体骨折の保存的治療

椎体骨折の保存的治療（脆弱性／非外傷性／高齢者）———— 164

第3章 脊髄損傷の診断と治療

1 脊髄損傷の急性期治療
最新の急性期薬物治療（EBM を踏まえて）————————— 174

2 脊髄損傷の慢性期治療
最新の慢性期治療 ————————————————— 178

索引 ————————————————————————— 183

■ 編者関連施設 提供動画
1）第12胸椎破裂骨折の開胸前方後方固定術① WEB動画▶
2）第12胸椎破裂骨折の開胸前方後方固定術② WEB動画▶
3）第12胸椎破裂骨折の
　　経皮的椎弓根スクリューによる後方固定術 WEB動画▶
4）頚椎骨折後方固定術 WEB動画▶

執筆者一覧

編集

松山幸弘 Yukihiro Matsuyama
浜松医科大学整形外科教授

執筆

第1章

1 1）
加藤正哉 Seiya Kato
和歌山県立医科大学救急集中治療医学講座教授
2）
瀧口 登 Noboru Takiguchi
和歌山県立医科大学救急集中治療医学講座助教
3）
米満尚史 Takafumi Yonemitsu
和歌山県立医科大学救急集中治療医学講座講師

2 松本智宏 Tomohiro Matsumoto
中部労災病院整形外科副部長

伊藤圭吾 Keigo Ito
中部労災病院第二整形外科部長

加藤文彦 Fumihiko Kato
中部労災病院院長

第2章

1 1）
檜山明彦 Akihiko Hiyama
東海大学医学部外科学系整形外科学講師

渡辺雅彦 Masahiko Watanabe
東海大学医学部外科学系整形外科学教授（領域主任）
2）-①
加藤裕幸 Hiroyuki Katoh
東海大学医学部外科学系整形外科学講師

渡辺雅彦 Masahiko Watanabe
東海大学医学部外科学系整形外科学教授（領域主任）
2）-②
田中真弘 Masahiro Tanaka
東海大学医学部外科学系整形外科学講師
3）
渡辺雅彦 Masahiko Watanabe
東海大学医学部外科学系整形外科学教授（領域主任）

2 川本俊樹 Toshiki Kawamoto
東京逓信病院脳神経外科主任医長

金 彪 Phyo Kim
獨協医科大学脳神経外科教授

3 1），4）-①
小松 幹 Miki Komatsu
北海道せき損センター整形外科第4部長

須田浩太 Kota Suda
北海道せき損センター副院長

松本聡子 Satoko Matsumoto Harmon
北海道せき損センター整形外科第2部長

久田雄一郎 Yuichiro Hisada
北海道せき損センター整形外科副部長

尾崎正大 Masahiro Ozaki
北海道せき損センター整形外科副部長

原谷健太郎 Kentaro Haraya
北海道せき損センター整形外科
2）
久田雄一郎 Yuichiro Hisada
北海道せき損センター整形外科副部長

須田浩太 Kota Suda
北海道せき損センター副院長

松本聡子 Satoko Matsumoto Harmon
北海道せき損センター整形外科第2部長

小松 幹 Miki Komatsu
北海道せき損センター整形外科第4部長

尾崎正大 Masahiro Ozaki
北海道せき損センター整形外科副部長

原谷健太郎 Kentaro Haraya
北海道せき損センター整形外科
3）
尾崎正大 Masahiro Ozaki
北海道せき損センター整形外科副部長

須田浩太 Kota Suda
北海道せき損センター副院長

松本聡子 Satoko Matsumoto Harmon
北海道せき損センター整形外科第2部長

小松 幹 Miki Komatsu
北海道せき損センター整形外科第4部長

久田雄一郎 Yuichiro Hisada
北海道せき損センター整形外科副部長

原谷健太郎 Kentaro Haraya
北海道せき損センター整形外科
4）-②
須田浩太 Kota Suda
北海道せき損センター副院長

小松 幹 Miki Komatsu
北海道せき損センター整形外科第4部長

尾崎正大 Masahiro Ozaki
北海道せき損センター整形外科副部長

松本聡子 Satoko Matsumoto Harmon
北海道せき損センター整形外科第2部長

久田雄一郎 Yuichiro Hisada
北海道せき損センター整形外科副部長

3 原谷健太郎 Kentaro Haraya
北海道せき損センター整形外科

4）-③
原谷健太郎 Kentaro Haraya
北海道せき損センター整形外科

須田浩太 Kota Suda
北海道せき損センター副院長

松本聡子 Satoko Matsumoto Harmon
北海道せき損センター整形外科第2部長

小松 幹 Miki Komatsu
北海道せき損センター整形外科第4部長

久田雄一郎 Yuichiro Hisada
北海道せき損センター整形外科副部長

尾崎正大 Masahiro Ozaki
北海道せき損センター整形外科副部長

4 **1），2）**
伊藤康夫 Yasuo Ito
神戸赤十字病院整形外科部長

菊地 剛 Takeshi Kikuchi
神戸赤十字病院整形外科副部長

3）-①，3）-②
菊地 剛 Takeshi Kikuchi
神戸赤十字病院整形外科副部長

伊藤康夫 Yasuo Ito
神戸赤十字病院整形外科部長

5 **1）**
小西宏昭 Hiroaki Konishi
長崎労災病院副院長

馬場秀夫 Hideo Baba
長崎労災病院整形外科部長

奥平 毅 Tsuyoshi Okudaira
長崎労災病院脊椎外科部長

山口貴之 Takayuki Yamaguchi
長崎労災病院第2脊椎外科部長

田丸満智子 Michiko Tamaru
長崎労災病院整形外科

吉田周平 Shuhei Yoshida
長崎労災病院整形外科

2），3）-①
馬場秀夫 Hideo Baba
長崎労災病院整形外科部長

小西宏昭 Hiroaki Konishi
長崎労災病院副院長

奥平 毅 Tsuyoshi Okudaira
長崎労災病院脊椎外科部長

山口貴之 Takayuki Yamaguchi
長崎労災病院第2脊椎外科部長

田丸満智子 Michiko Tamaru
長崎労災病院整形外科

吉田周平 Shuhei Yoshida
長崎労災病院整形外科

5 **3）-②**
山口貴之 Takayuki Yamaguchi
長崎労災病院第2脊椎外科部長

馬場秀夫 Hideo Baba
長崎労災病院整形外科部長

田丸満智子 Michiko Tamaru
長崎労災病院整形外科

小西宏昭 Hiroaki Konishi
長崎労災病院副院長

奥平 毅 Tsuyoshi Okudaira
長崎労災病院脊椎外科部長

吉田周平 Shuhei Yoshida
長崎労災病院整形外科

3）-③
奥平 毅 Tsuyoshi Okudaira
長崎労災病院脊椎外科部長

馬場秀夫 Hideo Baba
長崎労災病院整形外科部長

田丸満智子 Michiko Tamaru
長崎労災病院整形外科

小西宏昭 Hiroaki Konishi
長崎労災病院副院長

山口貴之 Takayuki Yamaguchi
長崎労災病院第2脊椎外科部長

吉田周平 Shuhei Yoshida
長崎労災病院整形外科

6 戸川大輔 Daisuke Togawa
浜松医科大学長寿運動器疾患教育研究講座特任准教授

第3章

1 加藤真介 Shinsuke Katoh
徳島大学病院リハビリテーション部教授

2 加藤真介 Shinsuke Katoh
徳島大学病院リハビリテーション部教授

■ 編者関連施設 提供動画

1）松山幸弘 Yukihiro Matsuyama
浜松医科大学整形外科教授

2）清水聡志 Satoshi Shimizu
成田記念病院副院長

3）大江 慎 Shin Oe
浜松医科大学長寿運動器疾患教育研究講座特任助教

4）藤田倫匡 Tomotada Fujita
JA静岡厚生連遠州病院整形外科診療部長

WEB動画の視聴方法

本書の動画マークのついている項目は、WEBページにて動画を視聴できます。以下の手順でアクセスしてください。

■ メディカID（旧メディカパスポート）未登録の場合

メディカ出版コンテンツサービスサイト「ログイン」ページにアクセスし、「初めての方」から会員登録（無料）を行った後、下記の手順にお進みください。

https://database.medica.co.jp/login/

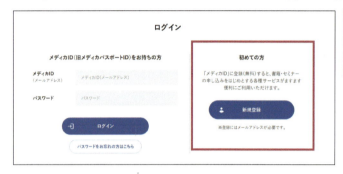

■ メディカID（旧メディカパスポート）ご登録済の場合

①メディカ出版コンテンツサービスサイト「マイページ」にアクセスし、メディカIDでログイン後、下記のロック解除キーを入力し「送信」ボタンを押してください。

https://database.medica.co.jp/mypage/

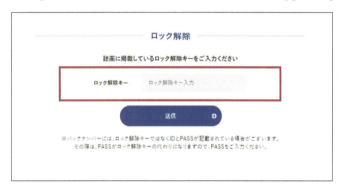

②送信すると、「ロックが解除されました」と表示が出ます。「動画」ボタンを押して、一覧表示へ移動してください。
③視聴したい動画のサムネイルを押して動画を再生してください。

銀色の部分を削ると，ロック解除キーが出てきます．

ロック解除キー　　　　　

＊WEBページのロック解除キーは本書発行日（最新のもの）より3年間有効です。有効期間終了後、本サービスは読者に通知なく休止もしくは終了する場合があります。
＊ロック解除キーおよびメディカID・パスワードの、第三者への譲渡、売買、承継、貸与、開示、漏洩にはご注意ください。
＊図書館での貸し出しの場合、閲覧に要するメディカID登録は、利用者個人が行ってください（貸し出し者による取得・配布は不可）。
＊PC（Windows / Macintosh）、スマートフォン・タブレット端末（iOS / Android）で閲覧いただけます。推奨環境の詳細につきましては、メディカ出版コンテンツサービスサイト「よくあるご質問」ページをご参照ください。

第1章

脊椎・脊髄損傷の初期治療

1 脊椎外傷患者が運ばれてきたらまず何をするのか

1）バイタルサインのとり方と初期対応

加藤正哉 Seiya Kato ｜ 和歌山県立医科大学救急集中治療医学講座教授

外傷初期診療ガイドライン（JATEC™）

外傷患者の受傷機転は，本邦では交通事故と転倒・転落が8割を占め，両者ともに脊椎・脊髄外傷を伴う可能性がある．日本外傷診療データベースの2015年版には，2010～2014年の5年間で141,060例の救急搬送された外傷症例が登録されており，脊椎・脊髄外傷はそのうちの23,548例（16.7％）と報告されている[1]．一般的に全外傷に占める脊椎・脊髄損傷の頻度は2～4％といわれている[2]のに比して高頻度なのは，登録参加施設が救命救急センターなどの高次医療機関であるためと解釈される．

転落・転倒により救急搬送された外傷患者の初期診療において，たとえ患者の主訴が，両上肢のしびれや頚部痛，四肢麻痺，背部痛など，明らかに脊椎・脊髄外傷が疑われる場合でも，他部位の損傷があるかないかの評価を含めて，全身の診察と，必要に応じて救命のための緊急処置を行わなければならない．すなわち整形外科医もまた，外傷初期診療では，骨・関節・軟部組織の損傷だけを診療すればよ

い，ということはなく，脊椎・脊髄外傷の初期診療として，損傷を受けた可能性のあるすべての身体部位の診察と処置を行わなければならない．詳細な病歴聴取と系統的な身体診察所見に基づいて診断が進められる一般診療と異なり，外傷初期診療では，限られた時間内に致死的損傷の有無を判断し，全身状態が不安定であれば，短時間にできる処置で生理学的異常を改善させることが求められる．見落としや手遅れを防ぐためには，外傷初期診療ガイドラインJapan Advanced Trauma Evaluation and Care™（JATEC™）のような，統一された定型的な診療手順が有効である[3]．

JATEC™の目的は外傷患者の救命であり，機能予後や整容は，病態を把握し緊急処置によって生命危機が回避された後に，評価するのが原則である．したがって初期診療の手順は，簡便な手技で確実に効果を得ることができる気道の開放（A）と呼吸管理（B）が最優先され，次いで循環管理（C）を行ってショック状態から離脱できた後に，初めて中枢神経障害の程度の評価（D）を行う（**図1**）．受傷

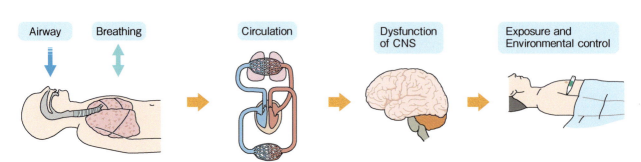

図1 primary surveyのABCDEアプローチ（文献3より）

直後から対麻痺や四肢麻痺，四肢の知覚異常があり，外傷による脊髄病変の存在が強く疑われても，脊柱管の除圧や固定には相応の時間が必要で，初期診療の段階で確実に対応することは困難である．時間をかけて神経障害を改善するための処置を行っている間も，呼吸や循環が不安定であれば，低酸素血症，脳灌流低下による二次性脳損傷が助長され，結果的に予後不良になってしまうため，ABCの評価と改善が優先される．評価する項目とその結果に基づいて判断すべき内容・処置を**表1**に示す．

point

JATEC™のprimary surveyは，ABCDE アプローチと要約される．脊椎・脊髄損傷が疑われる外傷患者を診察するときは，主訴や受傷機転にかかわらず，まず呼吸と循環の状態を評価し，次いで意識レベルを確認する．病歴聴取や麻痺・知覚障害・反射の診察は，生命維持のための生理学的機能が保たれていることを確認した後に行う．

1. 気道の開放（A）と呼吸管理（B）

意識障害を伴う患者は仰臥位で舌根沈下による気道閉塞をきたすことがあり，顔面外傷や頚部外傷を伴う患者も気道障害を併発している可能性がある．確実に気道確保を行う第一選択は経口気管挿管であり，外傷初期診療では，①無呼吸・死戦期呼吸，②吐物や血液による誤嚥の恐れ，③喉咽頭損傷・顔面外傷・頚部腫脹などによる気道閉塞，④酸素投与により改善しない低酸素血症，⑤補助換気を要する高二酸化炭素血症，⑥輸液で対応できない重症出血性ショック，⑦グラスゴー・コーマ・スケール（Glasgow Coma Scale：GCS）8 以下の重症意識障害の場合，速やかに実施することが推奨されている．経口気管挿管を行うために喉頭展開する場合は頚椎保護に留意する（**図2**）．経口挿管が困難で，しかも重篤な低酸素状態や換気困難で，緊急を要する場合は，外科的気道確保が必要になる．定型的な気管切開術は，術野の展開に時間がかかるため，気道緊急の処置としては不適切である．成人に対する緊急外科的気道確保は，輪状甲状靱帯切開を選択するが，12歳以下の小児には禁忌である．

表1 primary survey で診察すべき生理学的所見

	診察項目	判断と対応
A （Airway）	発語・発声の有無	用手気道確保，口腔内吸引，気管挿管の要否を判断
	口腔内	
B （Breathing）	呼吸数	酸素投与，バッグ・バルブ・マスクでの補助換気の要否，気管挿管の要否を判断，致死的胸部外傷の有無を判断
	胸郭の挙上	
	経皮酸素飽和度（SpO$_2$）	
	頚部・胸部の身体診察，胸部単純 X 線	
C （Circulation）	脈拍，心拍数	初期輸液，輸血，止血処置，止血手術，致死的胸部外傷に対する緊急処置（胸腔ドレナージ，心嚢穿刺など）
	血圧	
	四肢末梢冷感の有無	
	創部の外出血	
	FAST	
	胸部・骨盤単純 X 線	
D （Dysfunction of CNS）	意識レベル	脳外科医への連絡，頭部 CT
E （Exposure and Environment control）	体温	保温
	脱衣して全身観察	

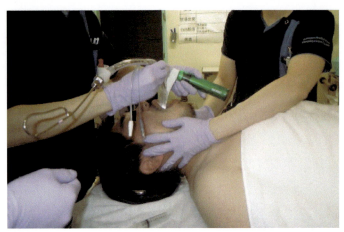

図2 in-line manual 固定
介助者が下顎挙上しながら，頚部を正中位に保持する．

外傷初期診療における呼吸の評価は，まず胸郭の動きを見て，呼吸数と呼吸様式を観察し，頚部および胸部を触診して皮下気腫や肋骨の動揺，圧痛の有無をみたうえで，呼吸音の左右差がないかを聴診，気胸・血胸を疑う所見がないかどうか打診により確かめる．これらの診察により，フレイルチェスト，緊張性気胸，開放性気胸，大量血胸などの致死的胸部外傷がないことをすべての患者で確認しなければならない．頚髄損傷症例で特に注意すべき観察項目は，胸郭挙上の有無とSpO_2モニターの評価である．低酸素血症と高二酸化炭素血症は二次的脳損傷を起こす原因であり，予後に直結する生理学的異常である．

2. 循環管理（C）

JATEC™で，"防ぎ得た外傷死"（preventable trauma death：PTD）を起こさないためにもっとも注意を払うのは，出血の管理とショックへの対応である．外傷に起因する出血によらないショックには，緊張性気胸と心タンポナーデによる閉塞性ショック，脊髄損傷に伴う神経原性ショックがあるが，これらの致死的病態は，画像診断に固執することなく，バイタルサインや身体診察所見に基づいて診療早期に鑑別しなければならない．出血性ショックは緊急度の高い病態なので，少しでも早い治療介入が予後を左右する．出血性ショックの病態を評価する指標は血圧低下が一般的だが，健常人では受傷後しばらくの間，内因性カテコラミンの分泌や末梢血管収縮などの代償機転が働くので，出血が相当量に達するまで収縮期血圧は低下しない．早期の出血性ショックの病態は，末梢の皮膚所見，脈拍，CRT（capillary refill time），軽度の意識障害などいくつかの生理学的所見を総合的に判断して認知しなければならない．顔面・手指の蒼白，手掌の湿潤などが典型的なショック時の皮膚所見であり，いずれも末梢血管の過度な収縮による変化である．急速に循環血液量が減少すると，血圧は収縮期圧が一定のまま拡張期圧だけが上昇して脈圧が小さくなり，その後さらに低容量が進むと収縮期・拡張期ともに低下する．

出血性ショックに対する救命処置は外科的あるいはIVR（interventional radiology）による止血処置だが，低容量に対する蘇生処置は輸液と輸血である．ショック状態を認識すると同時に，出血以外のショックの原因が明らかになるまで，低容量に対して初期輸液療法を行う．初期輸液療法は上肢に確保した太い末梢静脈路から，加温した細胞外液補充液を，

成人には1～2L急速投与し，脈拍数，血圧，皮膚の色調，意識レベルなどを指標として，輸液に対する反応を評価する．2Lの輸液を行ってもショック状態から離脱できない場合は，過剰な輸液による血液希釈を避けるため，赤血球と血漿分画製剤の輸血を速やかに開始して，蘇生処置としての止血術に移行する．初期輸液療法を行っている間に救急室内で評価できる画像診断は，ポータブルX線単純撮影（胸部，骨盤）と簡易超音波検査FAST（Focused Assessment with Sonography for Trauma）だけなので，出血源の確認や臓器損傷の程度はわからない状態で，開腹や開胸が行われる．

診療手順とチームワーク

ABCの順で，生理学的に破綻した病態を評価し，同時に蘇生治療が行われる．止血のための開腹や開胸手術はCの異常に対する蘇生処置なので，ショック状態が改善しなければ，手術の前に意識レベルや神経脱落症状を評価する機会はない．受傷直後から脊髄損傷に起因する麻痺があっても，ショック状態が改善しなければ，体幹の止血手術を優先して行うアルゴリズムが外傷初期診療なので，救急外来で救急医や一般診療科の医師と一緒に初期診療にあたる整形外科医も，ABCの対応がDの診察や処置に優先することを知っておかなければならない．

JATEC™ガイドラインは，外傷患者を扱うすべての医師を対象に，診療所や一般病院の救急外来診療にも対応できることを目指して策定されているが，救命救急センターなどでは，重症外傷患者の診療時には複数の診療科の多数の医師が同時に評価と処置を行うことがある．限られた施設ではあるが，十分に訓練されたチーム医療に基づいて重症外傷患者に対応する場合は，開腹・開頭同時手術や，穿頭処置とIVRの同時進行なども行われるので，病態に基づいた熟練者の経験では，あえてJATEC™から外れる診療手順がとられることもある．ただし，そのためにはチームダイナミクスを熟知して，普段から施設内でのシミュレーションなどを行っていることが必要である．

引用・参考文献

1) 日本外傷データバンクレポート2016（2011-2015）. https://www.jtcr-jatec.org/traumabank/dataroom/data/JTDB2016.pdf

2) Davis JW. et al. The etiology of missed cervical spine injury. J Trauma. 34（3），1993, 342-6.

3) 一般社団法人日本外傷学会ほか監修，日本外傷学会外傷初期診療ガイドライン改訂第5版編集委員会編. 外傷初期診療ガイドラインJATEC. 第5版. 東京，へるす出版，2016, 344p.

1 脊椎外傷患者が運ばれてきたらまず何をするのか

2）神経所見のとり方とそのチャート, 障害部位の高位診断

瀧口 登 Noboru Takiguchi ┃ 和歌山県立医科大学救急集中治療医学講座助教

はじめに

脊椎損傷, 脊髄損傷は高エネルギー外傷に起因することが多い. 救急搬送後は外傷初期診療ガイドライン Japan Advanced Trauma Evaluation and Care™ (JATEC™) に準じて, 速やかに primary survey による生理学的徴候を把握し, secondary survey により各部位の損傷を解剖学的に検索する[1]. その後, 画像精査, 神経学的所見の評価を行い, 障害高位診断を行う. 近年は画像検査技術の向上から, 全身 CT (trauma pan-scan) を撮影し画像評価を行う機会が増えた. そのため, 画像上病変と思われる所見は容易に認識できるようになったが, 脊髄外傷に限っては, 画像診断はあくまで脊椎形態変化を描出しているにすぎず, 実際は脊髄機能変化と照らし合わせる必要がある.

本稿では, 神経所見のとり方とそのチャート, 障害部位の高位診断のポイントについて述べる.

救急搬送後から初期評価を行う際の注意点

脊髄損傷を疑う患者は通常, 硬性頚椎カラー装着による頚椎保護や, ロングバックボード固定など, 脊椎の運動制限を行い, 救急搬送される. 神経所見評価を行う際, まず症例に応じた適切な頚椎アライメントを保持することが重要である. 特に頚椎後屈位はさらなる脊髄圧迫が加わり麻痺を進行させる恐れがあるため, 高度の円背症例や, びまん性特発性骨増殖症 (diffuse idiopathic skeletal hyperostosis : DISH) などを背景とした脊髄損傷では, 枕の高さなど, 症例に応じた適切な体位での診察に注意を払わなければならない.

神経所見のとり方とチャート

脊髄損傷を診断する場合, 麻痺の重症度ならびに, 脊髄のどの高位で損傷されているかという高位診断をしなくてはならない.

脊髄損傷の重症度評価は Frankel 分類がもっとも知られており, American Spinal Injury Association (ASIA) は Frankel 分類を一部改変した AIS (ASIA Impairment Scale) を提唱している (表1)[2]. また改良 Frankel 分類 (表2) は, 神経機能回復の予後と相関しており受傷初期で将来的な予後が予測できるため, 参考になる[3]. 改良 Frankel 分類で初期評価を行った受傷 6 ヵ月以上の経過観察症例で, 改良 Frankel B1, B2, B3 から D 以上への回復率はそれぞれ 20％, 32％, 80％となり, C1, C2 から D 以上への回復率は 61％, 97％と報告されている[4].

経時的な神経学的評価は, ASIA の International Standards for Neurological Classification of Spinal Cord Injury (ISNCSCI) の表に準じて行っている (図1)[2]. これは運動機能, 感覚機能をスコアリングして評価を行うのであるが, 上肢・下肢のスコアリングが同等であることや, 上肢は 5 筋のみの評価であるため, 評価は十分とは言い切れない可能性があるが, 経時的な神経学的推移を評価するのに適してい

表1 ASIA Impairment Scale (文献2より)

A	Complete. No sensory or motor function is preserved in the sacral segments S4-S5.
B	Sensory incomplete. Sensory but not motor function is preserved below the neurological level and includes the sacral segments S4-S5, and no motor function is preserved more than three levels below the motor level on either side of the body.
C	Motor incomplete. Motor function is preserved below the neurological level, and more than half of key muscle functions below the single neurological level of injury have a muscle grade less than 3 (grades 0 ~ 2).
D	Motor incomplete. Motor function is preserved below the neurological level, and at least half (half or more) of key muscle functions below the NLI have a muscle grade >3.
E	Normal. If sensation and motor function as tested with the ISNCSCI are graded as normal in all segments, and the patient had prior deficits, then the AIS grade is E. Someone without a SCI does not receive an AIS grade.

表2 改良 Frankel 分類 (文献3より)

A motor, sensory complete
　運動・感覚とも完全麻痺

B motor complete, sensory only
　B1 損傷部以下の運動完全麻痺，仙髄領域のみの触覚残存
　B2 同　上　　　　　仙髄領域だけでなく広範な範囲で触覚残存
　B3 同　上　　　　　痛覚残存

C motor useless
　C1 下肢筋力　0 ~ 1 ~ 2（過半数の筋力が2未満）
　C2 下肢筋力　2 ~ 3（過半数の筋力が2以上）

D motor useful
　D0 下肢筋力は4 ~ 5あり歩行できそうであるが，急性期などのため実際の歩行能力テストが困難な場合.
　D1 屋内，平地であれば何とか10 ~ 100mくらい歩けるが，屋外歩行は困難で日常では車椅子を併用する. 下肢装具，杖を利用してもよい.
　D2 杖，手すり，下肢装具などを必要とするが，屋外歩行も安定し車椅子はまったく不要である. あるいは杖，下肢装具などなくとも歩行は安定しているが，上肢機能が悪く日常生活に部分介助を要する例（中心性損傷）.
　D3 杖，手すり，下肢装具など必要とせず完全な独歩で上肢機能も含めて日常生活に介助不要（軽度筋力低下，知覚障害あり）である.

E normal
　筋力低下，知覚障害なし（反射亢進はあってもよい）

備 考
　膀胱機能は包含せず.
　Brown-Sèquard型は機能の悪い側で判定する.
　判定に迷うときには悪いほうに入れる（例：D1かD2かのときはD1）.
　D0群は実際はD1，2，3のいずれかであるが，急性期の頸椎安静のため歩行テストが困難ゆえにつくられたものであり，予想できればD0（D1）やD0（D2）と記載する.

ると考えられる.

筋力評価

　両側の徒手筋力テスト（manual muscle testing：MMT）で，0 ~ 5で評価を行う（**表3**）[5]. 各筋に

よる主な運動を**表4**に示す. 徒手抵抗は筋力の反対方向へ，急激に加えるのではなくゆっくり徐々に加え，最大の筋力を引き出すように行う. なかには，grade 0 ~ 5までの各段階に一致しない中間のもので，プラスやマイナスを追加して用いることがある

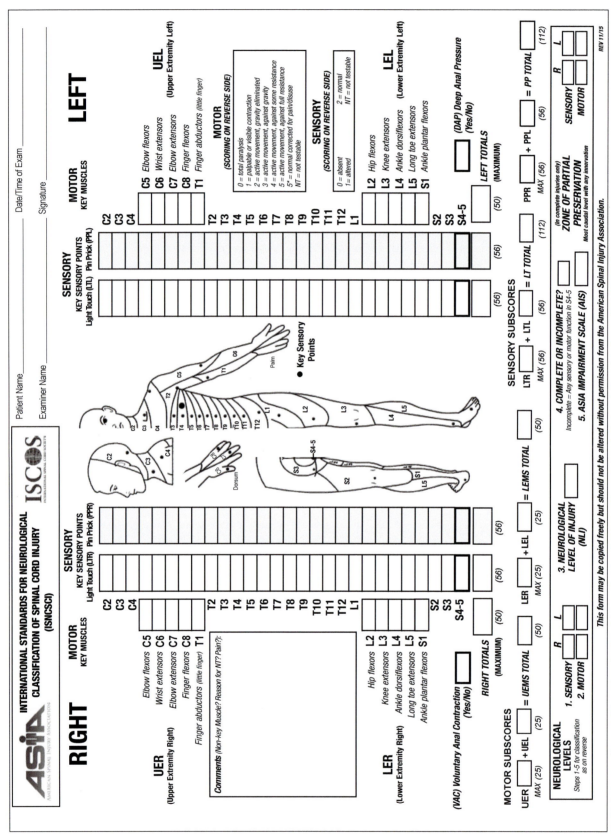

第1章 脊椎・脊髄損傷の初期治療

1 脊椎外傷患者が運ばれてきたらまず何をするのか

Muscle Function Grading

0 = total paralysis
1 = palpable or visible contraction
2 = active movement, full range of motion (ROM) with gravity eliminated
3 = active movement, full ROM against gravity
4 = active movement, full ROM against gravity and moderate resistance in a muscle specific position
5 = (normal) active movement, full ROM against gravity and full resistance in a functional muscle position expected from an otherwise unimpaired person
5* = (normal) active movement, full ROM against gravity and sufficient resistance to be considered normal if identified inhibiting factors (i.e. pain, disuse) were not present
NT = not testable (i.e. due to immobilization, severe pain such that the patient cannot be graded, amputation of limb, or contracture of > 50% of the normal ROM)

Sensory Grading

0 = Absent
1 = Altered, either decreased/impaired sensation or hypersensitivity
2 = Normal
NT = Not testable

When to Test Non-Key Muscles:

In a patient with an apparent AIS B classification, non-key muscle functions more than 3 levels below the motor level on each side should be tested to most accurately classify the injury (differentiate between AIS B and C).

Movement	Root level
Shoulder: Flexion, extension, abduction, adduction, internal and external rotation **Elbow:** Supination	C5
Elbow: Pronation **Wrist:** Flexion	C6
Finger: Flexion at proximal joint, extension. **Thumb:** Flexion, extension and abduction in plane of thumb	C7
Finger: Flexion at MCP joint **Thumb:** Opposition, adduction and abduction perpendicular to palm	C8
Finger: Abduction of the index finger	T1
Hip: Adduction	L2
Hip: External rotation	L3
Hip: Extension, abduction, internal rotation **Knee:** Flexion **Ankle:** Inversion and eversion **Toe:** MP and IP extension	L4
Hallux and Toe: DIP and PIP flexion and abduction	L5
Hallux: Adduction	S1

ASIA Impairment Scale (AIS)

A = Complete. No sensory or motor function is preserved in the sacral segments S4-5.

B = Sensory Incomplete. Sensory but not motor function is preserved below the neurological level and includes the sacral segments S4-5 (light touch or pin prick at S4-5 or deep anal pressure) AND no motor function is preserved more than three levels below the motor level on either side of the body.

C = Motor Incomplete. Motor function is preserved at the most caudal sacral segments for voluntary anal contraction (VAC) OR the patient meets the criteria for sensory incomplete status (sensory function preserved at the most caudal sacral segments (S4-S5) by LT, PP or DAP), and has some sparing of motor function more than three levels below the ipsilateral motor level on either side of the body.
(This includes key or non-key muscle functions to determine motor incomplete status.) For AIS C — less than half of key muscle functions below the single NLI have a muscle grade ≥ 3.

D = Motor Incomplete. Motor incomplete status as defined above, with at least half (half or more) of key muscle functions below the single NLI having a muscle grade ≥ 3.

E = Normal. If sensation and motor function as tested with the ISNCSCI are graded as normal in all segments, and the patient had prior deficits, then the AIS grade is E. Someone without an initial SCI does not receive an AIS grade.

Using ND: To document the sensory, motor and NLI levels, the ASIA Impairment Scale grade, and/or the zone of partial preservation (ZPP) when they are unable to be determined based on the examination results.

Steps in Classification

The following order is recommended for determining the classification of individuals with SCI.

1. Determine sensory levels for right and left sides.
The sensory level is the most caudal, intact dermatome for both pin prick and light touch sensation.

2. Determine motor levels for right and left sides.
Defined by the lowest key muscle function that has a grade of at least 3 (on supine testing), providing the key muscle functions represented by segments above that level are judged to be intact (graded as a 5).
Note: in regions where there is no myotome to test, the motor level is presumed to be the same as the sensory level, if testable motor function above that level is also normal.

3. Determine the neurological level of injury (NLI).
This refers to the most caudal segment of the cord with intact sensation and antigravity (3 or more) muscle function strength, provided that there is normal (intact) sensory and motor function rostrally respectively.
The NLI is the most cephalad of the sensory and motor levels determined in steps 1 and 2.

4. Determine whether the injury is Complete or Incomplete.
(i.e. absence or presence of sacral sparing)
If voluntary anal contraction = **No** AND all S4-5 sensory scores = **0** AND deep anal pressure = **No**, then injury is **Complete**.
Otherwise, injury is **Incomplete**.

5. Determine ASIA Impairment Scale (AIS) Grade:

Is injury Complete?   If YES, AIS=A   and can record ZPP (lowest dermatome or myotome on each side with some preservation)

↓ NO

Is injury Motor Complete?   If YES, AIS=B

↓ NO   (No=voluntary anal contraction OR motor function more than three levels below the motor level on a given side, if the patient has sensory incomplete classification)

Are at least half (half or more) of the key muscles below the neurological level of injury graded 3 or better?

NO → AIS=C   YES → AIS=D

If sensation and motor function is normal in all segments, AIS=E
Note: AIS E is used in follow-up testing when an individual with a documented SCI has recovered normal function. If at initial testing no deficits are found, the individual is neurologically intact; the ASIA Impairment Scale does not apply.

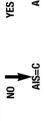

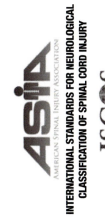

INTERNATIONAL STANDARDS FOR NEUROLOGICAL CLASSIFICATION OF SPINAL CORD INJURY

図1 つづき

(© 2011 American Spinal Injury Association Reprinted with permission.)

表3 MMT 評価基準，グレーディング（文献5より）

グレード				判定基準
数字表記	英語表記	略　称	日本語表記	
5	Normal	(N)	正常	関節の運動範囲を完全に動かすことが可能で，最大の抵抗を加えてもそれに抗して最終運動域を保持することができる．
4	Good	(G)	優	重力に抗して関節の運動範囲を完全に動かすことが可能で，強力な抵抗を加えてもそれに抗して最終運動域を保持することができる．最大抵抗に対しては若干抗しきれない．
3	Fair	(F)	良	重力の抵抗だけに対抗して運動可能範囲を完全に最後まで動かすことができるが，どんなに弱い抵抗であってもそれが加えられると運動が妨げられてしまう．
2	Poor	(P)	可	重力の影響を最小にした肢位でならば運動範囲全体にわたり完全に動かすことができる．
1	Trace	(T)	不可	対象とする筋あるいは筋群にある程度，筋収縮活動が目に見えるか，手で触知できる．
0	Zero	(Z)	ゼロ	触知によっても視察によってもまったく筋収縮活動を発見できない．

表4 各筋と主な運動，支配神経

筋	主な運動	主な支配神経
三角筋	肩関節外転	C5，6
上腕二頭筋	肘関節屈曲	C5-7
上腕三頭筋	肘関節伸展	C6-8
腕橈骨筋	前腕回内，肘関節屈曲	C5-7
橈側手根屈筋	手関節掌屈，外転	C6，7
橈側手根伸筋	手関節背屈，外転	C6，7
尺側手根屈筋	手関節掌屈，内転	C7-Th1
尺側手根伸筋	手関節背屈，内転	C6-8
総指伸筋	手関節背屈，指伸展	C6-8
背側骨間筋，小指外転筋	手指の外転	C8-Th1
腸腰筋	股関節屈曲	L2，3
大腿四頭筋	膝関節伸展	L2-4
大腿屈筋	膝関節屈曲	L4-S2
前脛骨筋	足関節背屈	L4-S1
腓腹筋，ヒラメ筋	足関節底屈	S1，2

（3＋，2＋，2－など）．MMTは，検者の主観によって多少結果が異なることや，また各grade内の範疇が広く，プラスやマイナスの付記が必要な場合があるのはやむを得ないと思われるが，脊髄損傷患者では経時的な評価が必要であり，プラス，マイナス記載以外に，「改善」や「悪化」などの追記を行うとわかりやすい．

実際の救急診療では，筋力評価にゆっくりと時間を費やすことは難しく，常日ごろから正確な筋力評価を行えるよう注意を払う必要がある．

深部腱反射

主な反射中枢高位は，上腕二頭筋反射（C5），腕橈骨筋反射（C6），上腕三頭筋反射（C7），膝蓋腱反射（L4），アキレス腱反射（S1）とされている．一般的に反射弓が障害されると，その責任高位の反射は低下もしくは減弱する．そして上位運動ニューロンからの反射調節機序が破綻すると，それより末

梢の反射は亢進する．しかしながら脊髄が横断的に高度に損傷されると，損傷直後は損傷高位以下の反射機能が一過性に消失する，いわゆる脊髄ショック（spinal shock）期に陥る．通常は数時間〜48時間，なかには約3ヵ月程度持続することもある．脊髄ショック期から離脱すると，痙性麻痺が発現し痙縮とクローヌスが生じる．脊髄ショック離脱後の反射は，障害高位で反射は減弱もしくは消失し，障害高位以下の反射は亢進し，病的反射が生じる．

おわりに

神経所見のとり方とそのチャート，障害部位の高位診断について述べた．脊髄損傷患者は，高エネルギー損傷であることが多く，頭部外傷，四肢骨折，血気胸などの胸部損傷，腹部損傷なども高率に合併している．救急搬送後，それらの診断，治療も並行して行われるため，脊髄損傷の診察に時間的制限を有する．これら神経所見のとり方に熟知し，速やかに脊髄損傷患者の急性期病態を理解する必要がある．

引用・参考文献

1) 一般社団法人日本外傷学会ほか監修，日本外傷学会外傷初期診療ガイドライン改訂第5版編集委員会編. 外傷初期診療ガイドラインJATEC. 改訂第5版. 東京，へるす出版，2016, 325p.

2) Kirshblum SC. et al. International standards for neurological classification of spinal cord injury(revised 2011). J Spinal Cord Med. 34(6), 2011, 535-46.

3) 植田尊善ほか. 非骨傷性頸髄損傷の病態と急性期治療. 脊椎脊髄ジャーナル. 10(6), 1997, 581-90.

4) 福田文雄ほか. 改良Frankel分類による頸髄損傷の予後予測. リハ医. 38(1), 2001, 29-33.

5) 小林武ほか. "筋力の評価". 筋力. 奈良勲ほか編. 東京，医歯薬出版，2004, 91.

1 脊椎外傷患者が運ばれてきたらまず何をするのか

3）必要な画像診断と読影の注意点

米満尚史 Takafumi Yonemitsu ┃ 和歌山県立医科大学救急集中治療医学講座講師

はじめに

　救急車搬送される高エネルギー外傷などに含まれる脊椎外傷は損傷高位に応じ隣接する部位の損傷合併が比較的多く[1]，初期診療時から他専門科や救急医と協同・並行して行うチーム医療が不可欠である．多列検出器CT（multi-detector CT：MDCT）は初療時に致命的となる頭蓋内・胸腹部臓器損傷などの精査目的であっても同時に脊椎の評価が可能なため，急性期にもっとも効率的で有用な画像検査であるが，撮像タイミングや再構成法の指示，読影については注意すべきポイントも多い．本邦で策定された外傷初期診療ガイドラインであるJATEC™（Japan Advanced Trauma Evaluation and Care™）は2016年で改訂第5版を数え，脊椎外科医も把握しておくべき全身状態初期評価の流れとともに，画像評価についての指針も示されている[2]．治療法選択にかかわる詳細な画像診断については各論に譲り，本稿では頚椎外傷を中心に，JATEC™診療やチーム医療の流れに沿った脊椎外傷初期診療における画像診断の要点やピットフォールについて述べる．

外傷初期診療における脊椎画像診断

1. primary survey での脊椎画像診断

　病院搬入直後のprimary survey（PS）においては，頚髄損傷の潜在を念頭に置いた頭部・頚椎保護を継続しながら，解剖学的な損傷診断よりもまずは"死なせない"ための生理学的評価と蘇生処置が最優先となる．JATEC™のPSで行う画像検査は，出血性／閉塞性ショック検索目的の胸部・骨盤ポータブル単純X線写真（臥位正面）と超音波診断装置によるFAST（Focused Assessment with Sonography for Trauma）のみに限られ，有効な脊椎画像診断は困難である．受傷直後から脊髄損傷を示唆する臨床所見があったとしても，最初期の診察時点では脊椎に焦点を絞った画像検査は原則的に行わない．

2. secondary survey での脊椎画像診断

　初期臨床研修医時代から上級医によく指導される「CTは死のトンネル」という概念は，緊急度の高い致死的損傷の潜在を見逃さないために必要な考え方ではあるが，PSで高度意識障害など重症頭蓋内損傷を示唆する脳ヘルニア徴候の可能性がある「切迫するD」（Glasgow Coma Scaleが8点以下ないし経時的に2点以上低下，瞳孔不同などが主な指標）と判断された症例では，緊急開頭／穿頭の可能性を考慮し，secondary survey（SS）の最初に頭部CTが優先して撮影される．部分的ではあるが，これがもっとも早期に脊椎画像評価が可能となり得る場面である（図1）．脊椎外傷の25％に頭部外傷が合併する[3]ことも考慮して，頭部CT撮像範囲の下端部に含まれる上位（～中位）頚椎だけでも注意して読影する．実際に，C1/C2レベルの頚椎骨折が初診時に見逃されると10～50％の症例で臨床的に重大な神経脱落症状が追加発生し得るとされ[4]，予後に直接影響を及ぼす重要な読影タイミングともいえる．

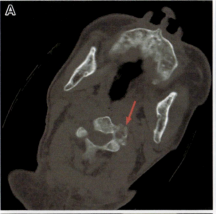
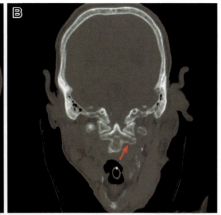
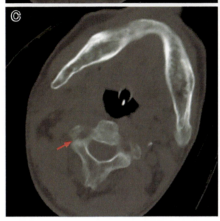

図1 80歳代，男性，高度意識障害・血圧低下があり，ドクターヘリにて搬送された転落外傷

FAST所見陰性であったが，昏睡のため「切迫するD」としてSSの最初に気管挿管後，頭部CTを撮影．頭蓋内評価目的のため脊椎は上中位頚椎のみの読影であったが，脳挫傷などの頭蓋内損傷とともに，両横突孔に及ぶ軸椎骨折がみられた．画像撮像回数を最小限としたい重症例でいち早く椎骨動脈評価の必要性に気づき，SS後の体幹部造影CTに頚部血管も撮像追加することで，椎骨動脈損傷がないことを早期に確認できた．

A：頭部単純CT水平断像（骨条件）．左横突孔に及ぶ骨折線がみられる（矢印）．
B：頭部単純CT冠状断像（骨条件）．左関節突起基部の骨折線がみられる（矢印）．
C：頭部単純CT水平断像（骨条件）．右横突孔に及ぶ骨折線もみられる（矢印）．

　また呼吸・循環の安定が前提ではあるが，MDCTの普及によりCT撮像時間が飛躍的に短縮した近年においては，オプションとして「切迫するD」症例で頭部CTに引き続き体幹部造影を含む全身CT（外傷パンスキャンCT）を撮影する場合があり，全脊椎の評価が可能となる．

　一方「切迫するD」がなければ，PSよりも詳細な神経学的診察や脊椎叩打痛確認などの背面観察を行った後，臨床所見に応じて撮影範囲を絞り込んだ脊椎画像撮影を行う．

point
搬入直後に蘇生手術などを要した最重症ショックを除けば，SSで呼吸・循環安定の確認後，術前評価を含む脊椎画像診断に即したさまざまな画像モダリティ撮像の選択が許容される．術前コントロールとしての脊椎単純X線写真，椎骨動脈の損傷評価や術前走行異常確認目的の頚部造影CT・非造影MRA，脊髄内や椎間板・靱帯を含む軟部損傷評価目的の脊椎／脊髄MRI，などである．

　SS以降に撮影される外傷パンスキャンCTを含むCT読影には，時に頚椎外傷に関連する重大なピットフォールが潜在する．頚髄損傷を中心に脊椎外傷を示唆する臨床所見がある傷病者では，CT読影となると骨傷の有無にまず目がいきやすいが，初期診療時においては気道不安定につながる後咽頭血腫の評価をおろそかにしてはならない[5]．後咽頭血腫はごく軽微な頚椎骨折，あるいは非骨傷性でも発生

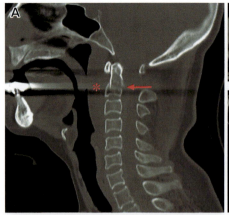
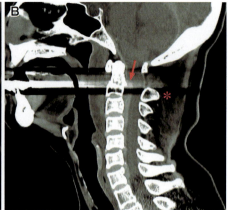
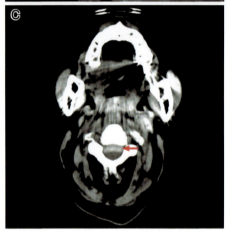

図2 60歳代，女性，バイタルサイン安定の交通外傷

後頚部圧痛はあるが明らかな神経学的異常を伴わず，意識清明であった．頭部CTで急性硬膜下血腫とともに外傷性後咽頭血腫を同定，すぐさま気管挿管を行った．

A：頚椎単純CT矢状断像（骨条件）．Anderson & D'Alonzo分類TypeⅢの歯突起骨折（矢印）とともに，上中位頚椎レベルでの椎前間隙の軟部組織肥厚（＊）が目立ち（C2下部レベルで15 mm），気道閉塞リスクが高い．

B：頚椎単純CT矢状断像（軟部条件）．軟部条件では上中位頚椎レベルの硬膜外血腫（矢印）や，頚椎後方靱帯複合体損傷を示唆するPFP（paraspinal fat pad）の毛羽立ち状吸収値上昇（＊）[7]も評価可能である．

C：頭部単純CT水平断像（軟部条件）．頭部CT下端の上位頚椎レベルでも高吸収な硬膜外血腫（矢印）が確認できる．

することもあり，気づかないままPS/SSで呼吸・循環の安定を確認し油断していると，頚髄損傷評価目的のMRI撮影中などに増量した後咽頭血腫で上気道閉塞をきたし急変する（図2，図3）．施設にもよるが，MRI撮像はCTと比較しアクセスが悪く，救急外来で1時間以上待機が必要な場合もあり，たとえバイタルサインが安定していても頚椎骨折／頚髄損傷症例では急変リスクを助長する．かつてJATEC™初版でルーチン撮影であった頚椎単純X線写真3方向の代わりに，CTスキャンの最初に撮像される「頚椎側面」スカウト像で目立った後咽頭血腫がないか概観だけでも確認するのは有用かもしれない（図3）．特に多発外傷や高エネルギー外傷の脊椎CT読影では，「骨折を見つけたら必ず周辺軟部血腫の有無を確認」ないし「軟部（後咽頭や腸腰筋）を見てから骨の確認」を心がける．

MRIだけでなくMDCTにおいても靱帯損傷や頚椎不安定性の評価が可能で，陰性的中率は高いとされる[6]．後咽頭血腫や脊椎硬膜外血腫も含めての軟部組織評価を考慮し，初診時の脊椎CT撮像には骨条件だけではなく，軟部条件も水平断像・冠状断像・矢状断像の多方向再構成（multi-planner reconstruction：MPR）像がルーチン作成されていることが望ましい．

> **point**
> 頚椎単純X線写真側面像における正常な軟部組織距離の知識は，CT/MRIでの外傷性後咽頭血腫の評価にも応用が可能である（下記は成人のX線単純撮影における正常）．
> ・環椎-歯突起前面間距離≦3 mm以下
> ・C2下部レベルの椎体前縁-軟部組織間距離≦7 mm以下
> ・C6レベルの椎体前縁-軟部組織間距離≦22 mm以下

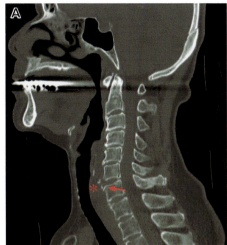
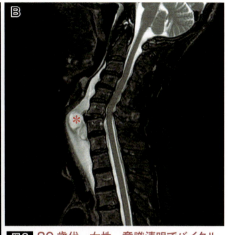
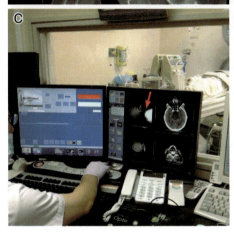

図3 80歳代，女性，意識清明でバイタルサイン安定の転落外傷

SSで頭頸部～体幹部／全脊柱に多発性の圧痛・叩打痛を認めたため全身CT撮影．C6椎体前下縁の軽微な骨棘骨折があり後咽頭血腫が示唆された．約1時間半後のMRI撮像時には経時的に著しい血腫増大がみられ，ただちに気管挿管となった．
A：頸椎単純CT矢状断像（骨条件）．C6椎体前下縁の微小な骨棘骨折（矢印）とともに，C6～7レベルに比較的限局した椎前間隙の軟部組織膨隆（17 mm）がみられる（＊）．
B：頸椎単純MRI矢状断像（脂肪抑制T2強調像）．気管腔を後方から凸状に圧迫する後咽頭血腫の著増（＊）が認められる（血腫厚26 mm）．
C：別症例CT撮像の様子．頭頸部外傷が疑わしい症例では，初期診療時リアルタイムで頸椎CT撮像の最初にコンソールディスプレイに表示される頸椎側面スカウト像（矢印）の椎体前面軟部組織を確認する．

3. tertiary survey での脊椎画像診断

 防ぎ得た外傷死（preventable trauma death：PTD）の防止を基本理念とするJATEC™ガイドラインの初期評価（PS，SS）では，すぐさま生命を脅かす損傷の検索が優先されるため，脊椎外傷を中心にその他の損傷は初期診療時点では後回しとなり，不十分な検索となりやすい．PS，SSで致死的損傷の否定ないし呼吸・循環の安定が得られた後に，損傷の見落としを回避するための再診察を繰り返し行うのが tertiary survey の考え方である．

 往々にして救急医，集中治療医や他の外科系医師の注意は頭蓋内や胸腹部の致死的出血を中心としたPTDに関連する損傷に払われており，入院後も含めSS以降での脊椎外科医による積極的な脊椎外傷検索は重要である．意識障害や酩酊状態，気管挿管後含む鎮痛・鎮静下など傷病者が症状を訴えられない状況や，仰臥位安静状態で荷重負荷がなく症状が出現しにくい状況，PS・SSで先に発見された他の重症損傷に注意が集中してしまう状況，重症であるため頻回のCT撮像やMRI出棟が困難で脊椎フォーカスの画像撮影自体が不十分となる状況など，脊椎外傷が見逃されやすい条件は多く，かつこれらの状況が重複して見逃しリスクをさらに助長する．このようなピットフォールに陥りやすい状況を念頭に置いたうえで，受傷機転や繰り返し行う身体診察から脊椎外傷の潜在を想定してCT，MRIなど適切な画像検査を追加していくことが肝要である（図4）．

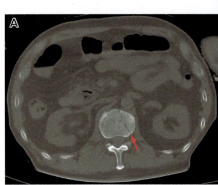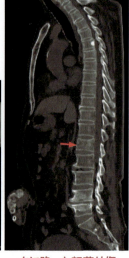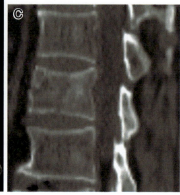

図4 80歳代，男性，骨盤骨折で出血性ショックに陥った転落外傷

PSで骨盤骨折によるショックと判断し，CT撮影前に緊急TAE（経カテーテル的動脈塞栓術）で止血，続いてCT撮影後に骨盤創外固定術が行われた．入院直前の詳細読影でL1椎体圧迫骨折が同定されたが，認知症に加え意識障害があり胸腰椎叩打痛が不明確であったこと，最初期の蘇生処置に加え救急医や整形外科医より緊急度の高い損傷に対する迅速診断や緊急処置に追われていたことなどが関連し，脊椎外傷の見逃しリスクが高い症例であった．

A：単純CT水平断像（骨条件）．水平断で脊椎読影用に有効撮影範囲（field of view：FOV）を縮小しなくとも，全腹部CTでL1椎体の骨折（矢印）は確認できるが，整形外科担当医含め初期診療医全員の注意はショックの原因である骨盤骨折に集中している．

B：単純CT矢状断像（骨条件）．軽微な圧潰変化でほぼ前方columnのみの損傷にとどまる圧迫骨折（矢印）がみられる．

C：単純CT矢状断像拡大図（骨条件）．限られた正方形の画素サイズ内に頭尾側に長い胸腰椎を収める再構成では画質が劣化（解像度が低下）し，圧潰変化が乏しく骨折線の不明瞭な圧迫骨折などは読影モニタで拡大しても見逃しやすい．矢状断では「胸椎」「腰椎」別々の再構成像作成が望ましい．

point

脊髄損傷におけるMRI所見は神経学的予後を反映するとされ，脊髄内出血を示すT2強調像の低信号や脊髄の離断・高度狭窄がみられると極めて予後不良といわれる[8]．初期診療時MRIで追加しておくべき撮像シーケンスとしては，STIR像（骨髄浮腫や軟部組織浮腫／血腫の確認）やT2*強調像（脊髄内出血の詳細確認）が挙げられる．

引用・参考文献

1) Chapman JR. et al. Thoracolumber flexion-distraction injuries : associated morbidity and neurological outcomes. Spine. 33 (6), 2008, 648-57.
2) 一般社団法人日本外傷学会ほか監修, 日本外傷学会外傷初期診療ガイドライン改訂第5版編集委員会編. "初期診療総論". 外傷初期診療ガイドラインJATEC. 改訂第5版. 東京, へるす出版, 2016, 1-24.
3) American College of Surgeons Committee on Trauma. Advanced Trauma Life Support® (ATLS®) Student Course Manual. 9th ed. Amercian College of Surgeons, Chicago, 2012, 175.
4) Bagley LJ. Imaging of spinal trauma. Radiol Clin North Am. 44 (1), 2006, 1-12.
5) 田中真生ほか. "頭頸部外傷後の咽頭後間隙血腫により上気道狭窄を来した2例". 日救急医会誌. 25 (3), 2014, 119-24.
6) Harris TJ. et al. Clearing the cervical spine in obtunded patients. Spine. 33 (14), 2008, 1547-53.
7) Molière S. et al. Evaluation of Paraspinal Fat Pad as an Indicator of Posterior Ligamentous Complex Injury in Cervical Spine Trauma. Radiology. 282 (3), 2017, 790-7.
8) Miyanji F. et al. Acute cervical traumatic spinal cord injury : MR imaging findings correlated with neurologic outcome - prospective study with 100 consecutive patients. Radiology. 243 (3), 2007, 820-7.

2 脊椎外科医としての初期治療

脊椎外科医としての初期治療
：初期合併症にも注目して

松本智宏 Tomohiro Matsumoto ▎ 中部労災病院整形外科副部長
伊藤圭吾 Keigo Ito ▎ 中部労災病院第二整形外科部長
加藤文彦 Fumihiko Kato ▎ 中部労災病院院長

脊椎外科医としての初期治療コンセプト

われわれは脊椎外科医である前に外傷外科医であり，脊椎・脊髄損傷の初期治療では，まず一般外傷と同じく生命維持に関する全身評価および緊急処置がスタートとなる．

また脊椎外科医としては，これと並行して損傷脊椎の安静を図らなければならない．すなわち受傷直後に脊髄損傷が明らかでなくても，移送，特に初期救急処置に際して損傷脊椎を不用意に動かすことは二次性の脊髄損傷をきたす危険性があり，脊椎外科医が中心となって二次性頚髄損傷の予防に努めなければならない．バックボードや頭部の砂嚢にて体幹〜頭頚部を中間位固定しつつ，下記①〜⑤のことを順次，時に並行して迅速に行っていかなければならない．

脊椎外科医としてすべきこと

①全身状態評価
②神経学的評価・分類
③損傷形態分類・治療計画立案（手術要否判断）
④脊椎に対する初期治療
⑤初期合併症への対応

上記を総合的に行うことにより，損傷脊椎の早期安定化，早期離床・リハビリテーション開始，最終的にはそれが患者の ADL 改善および可及的早期の社会復帰につながる．

本稿では上記各項目それぞれについて概説する

が，初期診療（ER）〜急性期（手術プランニング）〜亜急性期（合併症対応）まで含み内容的に非常に多岐にわたるため，実質的には本書全体の"summary"となっている．素早く脊損治療の概略をつかむのに本稿を利用していただき，各項目の詳細については他稿を参照していただければ幸いである．

①全身状態評価

特に高エネルギー外傷では脊椎以外に胸腔腹腔などにも多発外傷を合併していることも多く，まずは気道（Airway）・呼吸（Breathing）・循環（Circulation）を primary survey（「FAST (Focused Assessment with Sonography for Trauma)」や胸部・骨盤 X 線も含む）で評価，病態に応じ全身状態の安定化を図る．

気道確保・呼吸アシストのかたわら静脈ルートを確保する．呼吸については呼吸状態・様式のチェック，動脈血ガス分析などが重要であり，呼吸障害の程度によっては気管挿管・気管切開や人工呼吸器の準備も必要になることがある．循環動態の評価には血圧や心拍数以外に尿量なども参考にするが，症例によっては大量出血や頚髄損傷などにより重篤な全身性ショックを呈していることがあり，出血性ショックや神経原性ショックなど病態に応じて急速補液やドーパミンを使用する．

また，特に胸椎脱臼骨折では外傷性血気胸を高率

に合併し，両側性が多い．FASTや胸部X線で早期把握しバイタルサインが安定しないケースや進行が予想されるケースでは胸腔ドレナージが必要となる．骨盤骨折など大量出血を呈するケースについても，創外固定や経皮的動脈塞栓術などバイタルサインの安定化のため緊急処置を要することがしばしばある．

つい専門分野である脊椎に目がいってしまいがちだが，あくまでも多発外傷診療プロトコルのprimary surveyを切り抜けたうえで，secondary surveyの一環として脊椎についての診察・診断を行うことが大切である．詳細については，日本外傷学会の外傷初期診療ガイドライン（JATEC）[1]を参照されたい．

---

point

全身状態評価のポイント

・呼吸状態（Airway, Breathing）：呼吸数・呼吸様式（深さ），血液ガス分析
　→気管挿管，気管切開，人工呼吸器
・循環動態（Circulation）：血圧，心拍数，尿量
　→末梢静脈や中心静脈ルート確保，膀胱バルーンカテーテル挿入，補液やカテコラミン使用
・合併損傷への対応：特に血胸，骨盤など他部位の骨傷
　→胸腔ドレーン挿入，骨折の初期固定

---

②神経学的評価・分類

神経学的評価の重要ポイントは，損傷高位と範囲の特定，完全麻痺・不完全麻痺の鑑別である．

1. 損傷高位と範囲の特定

頚髄神経根の皮膚知覚支配，筋肉支配・頚髄の横断面構造をまず理解したうえで，上肢の残存上限のみならず体幹や下肢の知覚，運動のチェックをする．具体的には，腱反射・病的反射，表在性知覚（触覚，温痛覚）と深部知覚（圧覚，振動覚，位置覚），徒手筋力テスト（manual muscle testing：MMT），運動性，巧緻性（10秒grip testなど）を調べる．

この際，ASIA（American Spinal Injury Association）のInternational Standards for Neurological Classification of Spinal Cord Injury（ISNCSCI）〔1章1-2），p.18，19を参照〕などを活用しながら機能残存高位を意識しつつ系統的・網羅的にチェックするとよい．高位頚髄損傷であれば呼吸状態，バイタルサインのチェックも行う．なお，頚髄損傷では経時的に麻痺が上行するケースもしばしば認められるため，数時間ごとに再評価を繰り返す必要がある．

完全麻痺の場合，C4髄節以上の損傷であれば，横隔神経麻痺となり呼吸不全による生命の危険がある．C4髄節が残れば肩甲帯挙上が可能で，C5髄節が残れば肩の外転（三角筋）・肘の屈曲（上腕二頭筋）が可能である．C6髄節が残れば手関節背屈（長・短橈側手根伸筋）・前腕の回内（円回内筋）が可能で，C7髄節が残れば肘の伸展（上腕三頭筋）・手関節の掌屈（橈側手根屈筋）が可能となり手の固有筋以外の機能は温存される．C8髄節まで残れば上肢の機能はほぼ温存される．

2. 完全麻痺・不完全麻痺の鑑別

機能障害の程度の指標としてはFrankel分類[2]が広く用いられてきたが，ASIAはこれを改変したAIS〔ASIA Impairment Scale，1章1-2），p.17を参照〕[3]を提唱しており，近年ではこの分類を用いる施設が多い．

完全麻痺と不完全麻痺との鑑別に際しては，「sacral sparing」の有無と球海綿体反射が重要である．「sacral sparing」とは肛門周囲の知覚が保たれることであり，脊髄辺縁部が損傷を免れている，すなわち完全麻痺ではないということを意味する．

また受傷直後に損傷高位以下の全反射が消失する現象を「脊髄ショック」というが，脊髄ショックからの離脱の目安は球海綿体反射の回復であり，その時点でもなおASIA Aである症例の多くは完全麻痺で回復が見込めないとされ[4]，受傷72時間時点

でもASIA Aの症例は回復することがきわめて少ないという報告が複数みられる[4-6]. また球海綿体反射が早期に回復してくる例や, 肛門括約筋収縮がなくても肛門周囲痛覚が保たれている例は予後良好であることが知られている[7].

> **point**
> 神経学的評価のポイント
> ・脊髄損傷（特に頚髄損傷）のレベル診断
>   (a) 腱反射，病的反射
>   (b) 知覚（表在性，深部）障害域
>   (c) MMT, 運動性, 巧緻性
> ・会陰部の診察も忘れずに
>   (a) sacral sparingの有無
>   (b) 肛門反射, 球海綿体反射

③脊椎損傷形態分類・治療計画立案（手術要否判断）

本稿ではあくまでも「総論」として損傷高位別の特徴, 押さえておきたい主要な分類, 大まかな手術適応判断基準について概説する. 術式など詳細は各該当項目を参照されたい.

1. C1骨折

C1骨折には, 前弓や後弓の単独骨折, 外側塊骨折, 破裂骨折（Jefferson骨折）[8]があるが（図1）, ほとんどがJefferson骨折である[9]. 通常の単純X線正側面では診断困難なことも多く, 開口位正面像を参考にするほか, 確定診断にはCTが有用である.

一般的には手術適応はないが, Jefferson骨折のうち外側塊の側方転位が大きいケースは横靱帯の断裂を伴っているため不安定型と考え, 後頭骨—C2固定術などを考慮することがある[10, 11]. 横靱帯損傷のないケースは安定型と考え保存的治療を選択する.

2. C2骨折

1）C2歯突起骨折（椎体骨折も含む）

上位頚椎骨折のなかでは後述のハングマン骨折と並んで頻度が高く, ほかの上位頚椎骨折に比べて偽関節の頻度も高い. 転位が少ない場合や骨折の部位によっては通常の単純X線側面写真では見逃されやすい. 頚椎開口位正面も有用であるが, 意識障害や開口障害を伴っている場合は撮影が困難であり, 確定診断にはやはりCTが有用である. MRIは受傷直後には出血が識別されるので, Anderson & D'Alonzo分類 Type Ⅱと先天性歯突起形成異常（Os odontoideum）との識別に有用であるが, 偽関節例とOs odontoideumとの鑑別は困難である. 骨折型の分類としてはAnderson & D'Alonzo分類〔2章1-3〕, p.57を参照〕がよく用いられる[12].

治療方針は施設ごとに異なるが, Type Ⅰは頚椎カラーでの保存的治療, Type Ⅱのうち特に高齢・2 mm以上の転位・転位の経時的進行・治療開始遅延例は手術考慮, それ以外のType ⅡとType Ⅲについてはハローベストによる保存的治療を考慮する

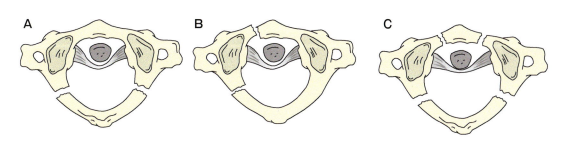

図1 C1骨折の分類
A：後弓骨折, B：外側塊骨折, C：破裂骨折（Jefferson骨折）.

施設が多いと思われる[11, 13].

2）ハングマン骨折（軸椎関節突起間骨折）

C2後方要素の骨折（形態としては「外傷性分離」）である．通常の単純X線では骨折は見逃されやすいが，C2椎体が前方へ転位しているにもかかわらず関節突起の配列に異常がないケースでは，特にこの骨折型を疑う必要がある．骨折はまれに片側だけのこともあるので，確定診断にはCTが有用である．またC2/3椎間板損傷の程度の判定にはMRIが有用である．骨折型の分類としてLevine分類〔2章1-2)-②，p.49を参照〕がよく用いられる[14].

治療方針は施設にもよるが，一般に保存的治療が可能な症例が多い骨折である．TypeⅠはハローベストあるいはフィラデルフィアカラーによる保存的治療，不安定性が軽度のTypeⅡはハローベストによる保存的治療，TypeⅡのうち不安定性や局所後弯の強い症例やTypeⅡa，TypeⅢはC2-3固定術を検討する施設が多いと思われる[11, 15].

3. 中下位頚椎骨折

1）Allen-Ferguson 分類

この部位では従来からAllen-Ferguson分類（1982年）がよく用いられ[16]〔2章3-1)，p.72, 73を参照〕，治療法選択の参考にされている[11, 16-18]．Allen-Ferguson分類は受傷メカニズム（損傷時の頚椎ポジションと外力ベクトル方向）で6つのtypeに分類したものであるが，近年では軟部組織や神経障害などさまざまな要素を加味したSLICが術式選択に際し有用とされ，頻用されている．

2）SLIC Scale（Subaxial Injury Classification and Severity Scale）

Allen-Ferguson分類は単純X線評価を基準としており，椎間板，靱帯，神経障害について考慮されていないという問題点がある．そのため，損傷形態・椎間板靱帯複合体・神経損傷の3つの要素につき点数化したシステムとしてSLIC Scaleが2007年

に提唱され（**表1**）[19]，現在では術式選択にもっとも有用かつ実践的な分類として多くの施設で使われている．合計点数が10点満点中1～3点は保存的治療，5点以上は手術治療が推奨されている．

4. 頚椎手術の補足

1）頚椎の緊急手術基準

経時的に麻痺レベルが上行するケースでは除圧を含む緊急手術を考慮するが，それ以外のケースでは来院後，可及的早期の準緊急手術としている．

2）「予防的手術」という概念

当院では，非骨傷性頚髄損傷で歩行能力が残されている症例では将来的に転倒して再度，頚髄損傷を起こすリスクがあるため，場合によって「予防的手術」を検討している．初回頚髄損傷の後遺症（歩行障害）によりむしろ初回頚髄損傷前より転倒リスクは高まるという点に対応した概念である．具体的には，脊髄腫脹が改善した受傷2週間後時点でのMRI（受傷前の狭窄程度を反映）にて脊柱管狭窄・脊髄圧迫が認められるケースでは，今後の頚髄損傷予防目的での除圧術につきその概念やリスクを説明し，希望される症例では椎弓形成術を行っている．

5. 胸腰椎骨折

この領域で知っておきたい概念・分類としては，Denisの3-column theory，AO分類，TLICS（Thoracolumbar Injury Classification and Severity Score）である．

1）Denis の 3-column theory〔2章4-1)，p.104を参照〕

1983年にDenisが提唱した脊柱不安定性の評価概念である[20].

このtheoryの基本コンセプトはmiddle columnを含む2 column以上の損傷があれば不安定損傷として手術治療を考慮するというものである．非常にシンプルで直感的な把握には有用だが，詳細な情報を盛り込めないため厳密な手術適応の判断に直接使

表1 SLIC Scale（文献19より）

	Points
morphology	
no abnormality	0
compression	1
burst	＋1＝2
distraction (*e.g.*, facet perch, hyperextension)	3
rotation / translation (*e.g.*, facet dislocation, unstable teardrop or advanced staged flexion compression injury)	4
disco-ligamentous complex（DLC）	
intact	0
indeterminate (*e.g.*, isolated interspinous widening, MRI signal change only)	1
disrupted (*e.g.*, widening of disc space, facet perch or dislocation)	2
neurological status	
intact	0
root injury	1
complete cord injury	2
incomplete cord injury	3
continuous cord compression in setting of neuro deficit（Neuro Modifier）	＋1

total：0-10
≦3：nonoperative
＝4：nonoperative or operative
≧5：operative

えるものではない.

2）AO分類

Magerl が1994年に提唱した分類[21] だが，近年，修正分類[22, 23] も発表されている（**表2**）．受傷メカニズムから，Type A：圧迫損傷（圧迫骨折や破裂骨折などの椎体骨折がメイン），Type B：伸延損傷（椎体や椎間板の水平断裂），Type C：回旋損傷（前方〜後方の全要素が破綻し非常に不安定．前後左右への転位）の3型に分類〔2章4-1〕，p.105，106を参照〕．Subtype も多く包括的かつ詳細に損傷形態を表現することが可能だが，煩雑で使いにくいという欠点もある.

3）TLICS（Thoracolumbar Injury Classification and Severity Score）

Spine Trauma Study Group が中心となって2005年に提唱された分類である[24]〔2章5-1〕，p.129を参照〕．損傷形態，神経損傷程度，後方靱帯複合体

の3要素を点数化して手術適応を判断する分類であり，簡便かつ実践的に手術適応を判断できるため多くの施設で使われている．合計点数が10点満点中1〜3点は保存的治療，5点以上は手術治療が推奨されている.

4）胸腰椎手術の補足

胸腰椎については，基本的に緊急手術適応はなくほとんどが待機手術となる.

④脊椎に対する初期治療（手術コンセプト）

1. 保存的治療

保存的治療症例では，ハローベストや頚椎カラー，硬性コルセットなど受傷部位や不安定性程度に応じて適切な外固定装具を使用しつつ，速やかにリハビリテーションを開始する.

2. 手術治療

手術治療は基本概念としては「早期リハビリテー

ション」を目的として行うものであり，リハビリテーションの支障とならないよう脊柱の mobile segment をなるべく残すことが大切である．また神経除圧よりも安定性再獲得が目的であり，良好な骨母床を確保するためにも解剖学的整復による間接的除圧にとどめ，椎弓切除などの除圧術は原則行わない．

頚椎部については，原則的に来院後，可及的早期に準緊急で内固定を行っている．後の気管切開の可能性も考慮し基本的に後方アプローチで，椎弓根スクリューなど強固な固定方法を用い可及的 short の固定範囲を心がけている．

胸腰椎の手術症例については手術まで安静臥床待機のうえで，多くは前方支柱再建が必要なケースであり前後方固定を行っている．腰椎部については mobile segment をなるべく残すため椎弓フックなども併用し，可及的 short での固定を心がけている．

上記いずれも根底にあるのは，ひとえに「早期離床・早期リハビリテーション開始→早期社会復帰」である．

3. 補足：ステロイド超大量療法

以前は脊髄浮腫・二次損傷の軽減を期待して受傷直後に投与プロトコルに沿って使用されていたが，NASCIS（National Acute Spinal Cord Injury Study）で，1年目以降に有効性を示すエビデンスが認められず，むしろ，創部感染，深部静脈血栓・肺塞栓など副作用も多く認めたため，現在ではステロイド超大量療法については否定的な見解が主流であり[25]，当院でも行っていない．なお現在，脊髄損傷に対する G-CSF 投与など新たな治療オプションの治験が多施設共同で進行中である．

表2 AO 分類（文献 22, 23 より）

Type A：compression injuries（圧迫損傷．圧迫骨折や破裂骨折などの椎体骨折がメイン）
A0 — Minimal injuries such as transverse process fractures
A1 — Wedge compression
A2 — Pincer compression injury
A3 — Incomplete burst fracture, fracture that only involves a single endplate
A4 — Complete burst fracture, fracture that involves both endplates
Type B：tension band injuries（伸延損傷．椎体や椎間板の水平断裂）
B1 — Osseous disruption of the tension band
B2 — Posterior tension band injury including ligamentous injury
B3 — Anterior tension band injury
Type C：translational injuries（回旋損傷．前方～後方の全要素が破綻し非常に不安定．前後左右への転位）
C — Translation / displacement
Neurologic status（神経障害）
N0 — neurologically intact patient
N1 — resolved transient neurological symptoms
N2 — persistent radicular symptoms
N3 — incomplete spinal cord injury or cauda equina injury
N4 — complete spinal cord injury
NX — neurologic exam is unobtainable
Patient-specific modifiers（修飾因子）
M1 — compression-type injuries in which the status of the posterior ligamentous complex is unclear
M2 — any patient in whom patient-specific morbidities affect the treatment algorithm such as ankylosing spondylitis, polytrauma, etc

> **point**
>
> **手術療法の基本コンセプト**
> ・解剖学的整復（間接的除圧）のみ，除圧術なし（神経除圧ではなく安定化が目的，良好な骨母床を）
> ・頚腰椎は 固定範囲はshortで（リハビリテーションにはmobile segmentが大切）
> ・頚椎は後方アプローチ（気管切開の可能性も考慮）

⑤初期合併症の注意点と対応

脊髄損傷の急性期には下記のごとく多種多様な合併症が頻発するため，決して脊椎だけではなく「（内科的な）全身疾患」の側面が大きいことを忘れてはならない．合併症を大きく区分すると呼吸器合併症，循環器合併症，消化器合併症，泌尿器合併症，皮膚合併症に分類される．

1. 呼吸器合併症

1）呼吸障害

特にC4髄節以上の高位頚髄損傷例では，横隔神経の不全麻痺も伴い呼吸障害は重篤となる．それ以下の損傷でも肋間筋や腹筋などの呼吸補助筋の麻痺のため肺活量は低下するが，横隔神経の機能が十分保たれている場合は換気能力の60～70％は残存していると考えられる．呼吸様式としては，奇異性呼吸（吸気時に胸部が陥凹．肋間筋や腹筋の麻痺を反映）がみられればほとんどが完全麻痺である[6]．

気管切開のタイミングとしては，特に努力性肺活量（簡易式スパイロメーターが有用）が500 mL以下のケースでは挿管や気管切開の適応としている施設が多いと思われる[4, 26]．頻回の痰詰まりもそれに準ずる状態である．また経口挿管については48時間以内にとどめ，それ以上になる場合は気管切開に移行した方がよい[27]．一般に，挿管や気管切開までは要さなくても肺活量1,000 mL以下は何らかの呼吸補助が必要になることが多い（逆に2,000 mL以上あれば，おおかた問題ないと考えられる）[6]．また気管切開は受傷1週間以内にした方が，人工呼吸器からの離脱が早く肺炎も少ないという報告もある[28]．

呼吸障害が重度の場合は人工呼吸器も使用する．人工呼吸開始タイミングは，O_2投与下でもPaO_2 50 mmHg以下，あるいは，$PaCO_2$ 60 mmHg以上を目安とする[29]．呼吸器設定としては，動脈血ガス分析を経時的に行って，$PaO_2 \geqq 90 \sim 120$ mmHg・$PaCO_2$ 40 mmHg前後を維持することを目標とする[27]．動脈血ガス分析の利便性からも，急性期には循環管理のためリアルタイムな血圧モニターを兼ねて動脈ルートを確保することが望ましい．

2）誤嚥性肺炎，無気肺

交感神経遮断，迷走神経優位となり気道分泌が増加し，上記の麻痺により痰の喀出が困難になることも多いため，無気肺や誤嚥性肺炎の危険性が高くなる．

ネブライザーによる加湿吸気のほか，頻回の体位変換と胸部タッピングにて痰の喀出を促し，無気肺や誤嚥性肺炎を予防する．気道分泌などの変化は通常6週ほどで落ち着いてくることが多い[6]．

> **point**
>
> **呼吸器合併症のポイント**
> ・横隔神経（C3-5髄節）が保たれていれば換気能は60～70％残余
> ・交感神経遮断，副交感神経優位による気道分泌物増加と咳嗽（呼吸）筋麻痺
> →無気肺，肺炎の合併．ネブライザー，体位ドレナージ・排痰介助
> ・気管切開のタイミング：肺活量<500 mL，頻回の痰詰まり
> ・呼吸状況により人工呼吸器装着

2. 循環器合併症

1）血圧低下（神経原性ショック，起立性低血圧）

頚髄～第4胸髄より頭側の脊髄損傷（完全麻痺）では脊髄ショックにより交感神経が遮断し，副交感神経優位となるため徐脈と麻痺域の血管拡張のため

低血圧（神経原性ショック）となる[26]. 低血圧状態であるにもかかわらず徐脈になる点が，出血性ショックなど hypovolemic shock との違いである．そのため急性期ではたとえ多発外傷など合併損傷がなくても，静脈ルートを確保し補液を行う．また補液でも血圧維持が困難な場合は，陽性変力・陽性変時作用の両方を併せ持つカテコラミンとしてドーパミンを使用して血圧を維持する[30]. 急性期の循環の変化は一般に数日〜2週間くらいで落ち着いてくることが多い[6, 27].

また急性期を脱しても起立性低血圧によりしばしばリハビリテーションの進行が遅延するため，必要に応じ昇圧剤の継続内服や斜面台使用による段階的な離床を余儀なくされることが多い．

2）深部静脈血栓，肺塞栓

特に四肢完全麻痺症例では，四肢運動が消失するため深部静脈血栓およびそこからの肺塞栓のリスクが高い．下肢挙上や早期リハビリテーション，弾性ストッキングやフットポンプなどの使用で予防に努める．

point

循環器合併症（血圧低下）のポイント

頚髄〜上位胸髄損傷では神経原性ショックを伴うことが多い（交感神経は下部頚髄〜上部胸髄）.
・徐脈→血圧安定していれば問題なし
・急性期の重度血圧低下→必要に応じカテコラミン使用
・起立性低血圧→早期起坐，斜面台での立位

3. 消化器合併症

1）ストレス性消化管潰瘍

外傷そのものの侵襲や手術侵襲，臥床による精神的ストレスなどあらゆる負荷が集中するためストレス性消化管潰瘍が起きやすい状況であるが，たとえ消化管潰瘍・穿孔が発生していても完全麻痺例では疼痛や筋性防御など腹部の臨床症状が現れないため，発見が遅れがちで注意を要する．胃管の留置や便潜血反応，採血での Hb 値推移なども参考にして消化管出血の有無をチェックし，疑われる場合は内視鏡検査を考慮する．特に発熱時は消化管穿孔も念頭に置き，左下側臥位での腹部正面 X 線や腹部 CT で腹腔内 free air の有無をチェックする[26].

また予防的にプロトンポンプ阻害薬あるいは H_2 ブロッカーを投与しておいた方がよい．受傷当初は絶食となっていることが多いため静注にて行うが，経口摂取が可能となれば経口剤でよい．

2）麻痺性イレウス

胃管留置，絶食・補液が基本となるが，早期からの体位変換や少量経口摂取による腸管刺激も考慮する[6].

3）高度便秘

脊髄損傷時は，排便筋機能の低下に伴い便秘となりやすい．症状に応じ緩下剤の使用を考慮する．

point

消化器合併症のポイント

・消化管潰瘍：ストレスで頻度が上昇，疼痛がなく手遅れとなりやすい．
　→予防的プロトンポンプ阻害薬や H_2 ブロッカー投与
・麻痺性イレウス：早期からの体位変換や起坐のほか，少量経口摂取による腸管刺激も考慮

4. 泌尿器合併症

1）排尿障害

脊髄ショック期には尿閉となるため，急性期の循環管理も兼ねて膀胱バルーンカテーテルによる持続導尿を行うのがよい．長期留置では尿路感染症が危惧されるので，急性期を過ぎ次第，速やかに間欠導尿（6時間ごと）や膀胱瘻作成を考慮する[6, 26].

慢性期となれば，頚胸髄損傷の場合は膀胱も痙性となり反射性（自動性）膀胱となる．これは排尿中枢の反射弓のみによって自動的に排尿が行われるもので，膀胱容量は減少し利尿筋の不随意的な収縮により排尿が起こる．下腹部の圧迫，叩打などで反射

性の自排尿を促すが，時折，残尿量が 100 mL 以下であることを導尿にてチェックする（残尿エコーによる簡易測定も参考になる）．腰椎部の損傷では逆に自律性（弛緩性）膀胱となる．用手的な膀胱圧迫により排尿を促す[31].

2）尿路感染

上記の排尿障害に伴い残尿量が増加するため，尿路感染症の危険性が高くなる．特に慢性期には膀胱内が細菌にて汚染されやすい．いったん感染すると膀胱炎のみならず腎盂腎炎にまで急激に悪化し敗血症の原因となることがある．かつては，尿路感染からの敗血症性ショックは脊髄損傷の死因の多くを占めていた．

対策としては十分な水分摂取にて一日尿量を 2,000 mL 以上に保ち[31]，定期的な残尿量のチェックと尿内細菌の検出を行う．尿混濁・尿内細菌の増加には，まず経口の抗菌薬から使用し，重度の場合は抗菌薬の点滴を行うが，必要最小限の期間にとどめる．漫然と抗菌薬を投与することは耐性菌発生のリスクもあり適当ではない．

p|o|i|n|t

泌尿器合併症のポイント
- 排尿障害：持続カテーテルからの離脱，早期からの間欠導尿導入，状況により膀胱瘻作成
- 尿路感染：かつては非常に多い死因（敗血症性ショック）

5. 皮膚合併症

褥　瘡

脊髄損傷患者においては，麻痺による自力体動の消失がベースにあるうえ，知覚障害部位では継続圧迫による疼痛を訴えないので容易に褥瘡が形成される．特に仙骨部（約 70 %），坐骨結節部，大転子部，踵部など皮膚直下に骨突出のある部位に発生しやすい．褥瘡が発生するとそこから血漿成分が失われたり感染を生じたりして，全身状態の悪化の原因とな

りやすく，またいったん発生すると極めて難治であるため予防・早期発見が何よりも大切である．

褥瘡予防には，受傷直後から 2 時間おきに，半側臥位と仰臥位とに交互に体位を変換し，物理的圧迫軽減のためエアーマットやシリコンゲル緩衝材も利用する．早期発見・早期対応が大切であり，好発部位については毎日皮膚チェックが必要なため，さまざまな点で看護サイドへの啓蒙も大切である．

褥瘡が発生したときには，頻回の体位変換や円形パッドなどによる物理的除圧，感染合併予防のため壊死組織のデブリドマンや洗浄処置による局所清潔の維持，また整形外科医は忘れがちであるが低栄養状態（血中アルブミン値を指標）など全身的要素も褥瘡の改善には意外に重要である．大きな皮下ポケットを形成しているケースなど重度の場合は，回転皮弁や筋皮弁術などの形成外科的手術も時に必要であるが，ここまで重症化すると治癒まで 1 ～ 2 ヵ月かかることも多く，リハビリテーションなどへの影響も計り知れない．とにもかくにも褥瘡は予防が最重要である．

p|o|i|n|t

皮膚合併症（褥瘡）のポイント
- 容易に形成されるわりに難治！（重症化すると皮弁手術，治癒まで 1 ～ 2 ヵ月）
- 仙骨部や踵部など突出部が多い
- 予防が最重要：2 ～ 3 時間おきの体位変換，毎日の皮膚チェック

おわりに

脊椎脊髄損傷加療は急性期から慢性期に至るまで，時に内科的な「全身疾患」の側面が大きい領域であり，注意点も多岐にわたる．必要とされる知識・経験や経験も幅広く，また他科との連携も非常に大切な分野である．

引用・参考文献

1) 一般社団法人日本外傷学会ほか監修, 日本外傷学会外傷初期診療ガイドライン改訂第5版編集委員会編. 外傷初期診療ガイドラインJATEC. 改訂第5版. 東京. へるす出版, 2016, 344p.

2) Frankel HL. et al. The value of postural reduction in the initial management of closed injuries of the spine with paraplegia and tetraplegia. Paraplegia. 7 (3), 1969, 179-92.

3) Waters RL. et al. Definition of complete spinal cord injury. Paraplegia. 29 (9), 1991, 573-81.

4) 植田尊善ほか. 頚髄損傷：急性期の対応と予後. 日脊椎脊髄病会誌. 12 (2), 2001, 389-417.

5) 大田秀樹ほか. 脊椎, 脊髄損傷：脊椎, 脊髄損傷の損傷度評価. Orthopaedics. 12 (9), 1999, 123-9.

6) 植田尊善ほか. 脊髄損傷の診断と初期治療. 整形外科. 47 (8), 1996, 1068-78.

7) 森下浩一郎ほか. 頚髄損傷急性期における球海綿体反射と膝蓋腱反射の意義. 日整会誌. 74 (2), 2000, S379.

8) Jefferson G. Fracture of atlas vertebra. Br J Surg. 7, 1920, 407-22.

9) Kurz LT. et al. "Fractures of the first cervical vertebra". The Cervical Spine. 3rd ed. Benzel EC. Philadelphia, Lippincott-Raven, 1998, 409-13.

10) Spence KF. Jr. et al. Bursting atlantal fracture associated with rupture of the transverse ligament. J Bone Joint Surg Am. 52 (3), 1970, 543-9.

11) 種市洋. 頚椎損傷に対する脊柱再建ストラテジー. 整形・災害外科. 52 (13), 2009, 1581-6.

12) Anderson LD. et al. Fractures of the odontoid process of the axis. J Bone Joint Surg Am. 56 (8), 1974, 1663-74.

13) Platzer P. et al. Delayed or missed diagnosis of cervical spine injuries. J Trauma. 61 (1), 2006, 150-5.

14) Levine AM. et al. The management of traumatic spondylolisthesis of the axis. J Bone Joint Surg Am. 67 (2), 1985, 217-26.

15) Li XF. et al. A systematic review of the management of hangman's fractures. Eur Spine J. 15 (3), 2006, 257-69.

16) Allen BL. Jr. et al. A mechanistic classification of closed, indirect fractures and dislocations of the lower cervical spine. Spine. 7 (1), 1982, 1-27.

17) 須田浩太ほか. 頚椎脱臼骨折の初期治療：私の治療戦略. 整外

18) 種市洋ほか. 脊椎損傷の分類. 脊椎脊髄ジャーナル. 16 (4), 2003, 315-7.

19) Vaccaro AR. et al. The subaxial cervical spine injury classification system：a novel approach to recognize the importance of morphology, neurology, and integrity of the disco-ligamentous complex. Spine. 32 (21), 2007, 2365-74.

20) Denis F. The three column spine and its significance in the classification of acute thoracolumbar spinal injuries. Spine. 8 (8), 1983, 817-31.

21) Magerl F. et al. A comprehensive classification of thoracic and lumbar injuries. Eur Spine J. 3 (4), 1994, 184-201.

22) Vaccaro AR. et al. AOSpine thoracolumbar spine injury classification system：fracture description, neurological status, and key modifiers. Spine. 38 (23), 2013, 2028-37.

23) Vaccaro AR. et al. The surgical algorithm for the AOSpine thoracolumbar spine injury classification system. Eur Spine J. 25 (4), 2016, 1087-94.

24) Vaccaro AR. et al. A new classification of thoracolumbar injuries：the importance of injury morphology, the integrity of the posterior ligamentous complex, and neurologic status. Spine. 30 (20), 2005, 2325-33.

25) Hurlbert RJ. Strategies of medical intervention in the management of acute spinal cord injury. Spine. 31 (11 Suppl), 2006, S16-21, discussion S36.

26) 猪川輪哉ほか. 上肢機能, 歩行機能の神経学的診断. 脊椎脊髄ジャーナル. 16 (4), 2003, 292-9.

27) 神崎浩二ほか. 頚髄損傷の全身管理：呼吸管理を中心に. 脊椎脊髄ジャーナル. 16 (4), 2003, 332-9.

28) Romero J. et al. Tracheostomy timing in traumatic spinal cord injury. Eur Spine J. 18 (10), 2009, 1452-7.

29) 磨田裕ほか編. "人工呼吸の実際". 図説ICU：呼吸管理編. 東京, 真興交易 (株) 医書出版部, 1997, 298-9.

30) 小松幹ほか. 脊椎・脊髄損傷の初期治療. 脊椎脊髄ジャーナル. 29 (4), 2016, 271-6.

31) 徳弘昭博. 脊髄損傷：日常生活における自己管理のすすめ. 第1版. 東京, 医学書院, 1992, 35-46.

第2章
脊椎損傷の診断と治療

上位頚椎の外傷：初期の診断のポイントと対応，治療

1）環椎骨折（Jefferson骨折）の診断のポイントと初期対応, 治療

檜山明彦 Akihiko Hiyama ┃ 東海大学医学部外科学系整形外科学講師
渡辺雅彦 Masahiko Watanabe ┃ 東海大学医学部外科学系整形外科学教授（領域主任）

はじめに

上位頚椎損傷は通常，高エネルギー外傷で生じるが，高齢者では骨量減少や軸椎下の関節変性により低エネルギー外傷でも起こるといわれている[1]．脊椎外傷のなかでは，頚椎外傷は圧倒的に頻度が高く，そのうち，上位頚椎損傷の占める割合は高齢者で68.9％，若年者では35.8％であることが報告されている[2]．高齢者においては転倒程度の軽微な外傷後に頚椎損傷をきたすことがあるが，しばしば単純X線だけでは見逃されることが問題となる．

本稿では，上位頚椎外傷のうち環椎骨折（Jefferson骨折）における診断のポイントと初期対応，治療について述べる．

頚椎損傷における初期診断

頚椎損傷が疑われたとき最初に行う画像診断は単純X線である．しかし単純X線による頚椎損傷の検出率は43～77％であり[3, 4]，特に頚椎正面像では上位頚椎の情報は得られず，側面像で損傷を見逃すとのちのちの治療や経過に大きな影響を与える可能性が考えられる．

上位頚椎の画像診断においては，MDCT（multidetector-row CT）の有用性は極めて高い．過剰撮影が臨床的に問題となるが，一般的に頚椎外傷におけるCTの適応については，①神経学的異常（麻痺）を呈する場合，②外傷による意識障害を有

し頭部CTが必要な場合，③高エネルギー外傷による多発外傷の場合，④高齢者かつびまん性特発性骨増殖症（diffuse idiopathic skeletal hyperostosis：DISH）病変を頚椎に認める場合などに筆者は必要であると考えている．

point

高エネルギー外傷の場合には，全脊椎CTによる骨の三次元的な形態まで評価することが近年ルーチンになっているが，高齢者の転倒程度の軽微な外傷後の頚部痛では，単純X線で上位頚椎損傷を見落とすことが危惧される．関節症性変化，特に強直性脊椎を呈した高齢者には注意が必要である．

環椎骨折の特徴

環椎骨折は頭蓋頚椎移行部損傷の25％とされ，頚椎外傷の2～13％といわれている[5, 6]．環椎と軸椎の関節面である環軸関節上の環椎外側塊は外側に傾斜していることから，頭頂部から下方に転落した場合など，頚椎に頭蓋骨からの長軸方向に軸圧がかかると環椎外側塊は後頭骨と環軸関節を形成する関節面に挟まれ，外側に広がるようにして破裂骨折を生じる．通常2～4ヵ所で両側対称性に骨折を認め，これをJefferson骨折（環椎破裂骨折）と呼んでいる．

1927年にJeffersonが環椎骨折の4例について報告以降，彼の名前が骨折に冠されたが[7]，その頻度としては環椎骨折のうちで1/3以下といわれている[8]．一方で過伸展により後弓基部のみの安定型骨折をきたすことがあるため，受傷機転から本骨折を疑うこ

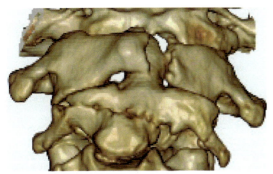

図1 44歳，男性，転倒にて受傷
3DCT，冠状断像．初診時，Jefferson骨折とともに外傷性軸椎分離症（ハングマン骨折）の合併を認める．

とも大事である．

環椎骨折を単純X線で診断するには，最低限正面開口位が必要である．正面開口位では環軸関節に注目し，環椎外側塊と軸椎外側縁にずれがないかを確認することや，環椎と歯突起との間隙に左右差がないかを確認することが診断ポイントである．また単純X線でこれら異常所見が疑われるときには，MDCTによる骨折形態の把握が必要である．

環椎骨折では軸椎骨折や他の下位頚椎や頚胸椎移行部での非連続性骨折を合併することがあり，環椎や軸椎骨折をみた場合には他の脊椎外傷がないかを念頭に置くべきである（図1）．

> **point**
> 5歳以下の小児では正常でも環椎外側塊が外方へ偏位して見えることがある（pseudospread）．
> さらに先天的に環椎前弓，後弓に欠損がある場合があり，Jefferson骨折と間違えやすい．その鑑別として，先天性の欠損では，欠損部が平滑で骨皮質で覆われていることが鑑別点となる[9]．

環椎骨折の診断

環椎骨折の診断治療においては，横靱帯（transverse atlantal ligament：TAL）損傷の有無が重要とされており，それに基づく診断分類が報告されてきた．

TALは強固な靱帯であり環軸椎関節の安定性に寄与する．TAL損傷については"rule of Spence"といわれるSpenceの法則がよく知られており，Spenceらは，側方転位（lateral mass displacement：LMD）が5.7 mm以下であればTALは伸長し，6.9 mm以上であればTALの完全断裂があるとし，固定術が必要であると述べている[10]．

DickmanらはCTとMRIでTAL損傷を分類しており，type 1は骨傷のないもので1Aが中央部でTAL損傷を認めるもの，1Bは付着部での断裂を認めるものとしている．Type 2は骨傷のあるもので，2Aは外側塊粉砕に伴う靱帯断裂，2Bは外側塊の剥離骨折に伴う靱帯断裂と報告している[6]．また，TAL損傷について原田らは環椎歯突起間距離（atlantodental interval：ADI）が4 mm以上あればTALの断裂は確実であるとも報告している[11]．

> **point**
> これまでさまざまな診断法や骨折形態の分類が報告されているが，診断に際し重要なことは不安定性の有無である．近年では，その診断に3DCTが有用である．

環椎骨折の治療

Jefferson骨折は，環椎外側塊のLMDを生じ，環軸椎脱臼やそれに伴う脊髄損傷をきたす可能性がある．そのため不安定性の有無を評価することが極めて重要である．TAL損傷のないもの，すなわち転位の少ない症例にはハローベストを用いた保存的治療が推奨される[12,13]．保存的治療の期間においても前後屈による環軸関節の不安定性が消失し，骨癒合が得られるまで8週間の外固定が推奨されている[14-16]．ハローベストは特に環軸椎間の内固定を回避し，頚部の回旋運動能力を破綻せずに治療できるためメリットが大きい一方で，患者の日常生活を長期にわたり大きく阻害するため，装着前に患者や家族に対しての十分な説明が必要である．

従来，TAL損傷を認め不安定性が危惧される症

表1 当科での Jefferson 骨折 12 例

case	骨折形態	年齢（歳）	性別	受傷機転	治療方法	LMD（mm）
1	Jefferson	77	男	頭部が墓石にあたる	ハローベスト	2.8
2	Jefferson	42	男	転落（高所）	ハローベスト	2.9
3	Jefferson	64	男	転落（高所）	ハローベスト	3
4	Jefferson	63	男	壁に衝突	頚椎装具	3.7
5	Jefferson	62	男	転落（高所）	ハローベスト	3.8
6	Jefferson	43	男	転落（高所）	頚椎装具	4.4
7	Jefferson	66	男	転落（高所）	ハローベスト	4.8
8	Jefferson	42	女	交通事故（車）	ハローベスト	6.8
9	Jefferson	19	男	交通事故（バイク）	ハローベスト	6.8
10	Jefferson	41	男	交通事故（バイク）	ハローベスト → 後頭頚椎固定術	7.2
11	Jefferson	77	男	交通事故（車）	C12 PF（後方固定術）	7.4
12	Jefferson	59	男	転倒（スキー）	ハローベスト	8.8
平均		54.6				5.2

例では内固定術が適用されたが，転位が大きく TAL の断裂が疑われる症例（Spence の法則に合わない症例）でも保存的治療で良好な結果が得られたとの報告も散見される[17, 18]．

しかしながら，このような症例においては将来的な関節症性変化や不安定性の出現が，頚部痛（慢性疼痛）や頚部の可動域にどのように影響するかについてはいまだ議論される．

当科での Jefferson 骨折の治療経験

2006 年 2 月〜2017 年 6 月の間に環椎骨折の診断で加療した症例は 29 例（初診時に死亡例は除く）であった．内訳は，男性 17 例，女性 12 例，平均年齢 55.8 歳（19 〜 89 歳）であった．環椎骨折の内訳は環椎前弓骨折 9 例（第 2 頚椎との複合損傷 3 例含む），環椎後弓骨折 6 例（第 2 頚椎との複合損傷 3 例含む），Jefferson 骨折 14 例（第 2 頚椎との複合損傷 2 例含む）であった．また CT 冠状断像での LMD の平均値は 2.7 mm であった．

合併損傷を除く Jefferson 骨折 12 例の平均年齢は 54.6 歳であり，男性 11 例，女性 1 例と男性で多かった（**表1**）．受傷機転は，高所からの転落 5 例，交通事故 4 例，転倒 1 例，その他 2 例であった．

LMD の平均値は 5.2 mm であり，3 例は 6.9 mm 以上の症例であった．6.8 mm 以下の 9 症例でハローベストか頚椎装具での保存加療を行った．6.9 mm 以上の症例のうち 2 例で保存加療（ハローベスト）を行ったが，1 例は偽関節のために経過中に後頭頚椎固定術を施行した．もう 1 例は当初から不安定性を危惧し環軸椎固定術を行った．

経過中に可動域制限や頚部痛を認める症例も散見されたが，遅発性神経麻痺をきたした症例はなく，頚部痛はおおむね自制内であり経過は良好であった．

症例（41 歳，男性）

交通事故にて受傷し，頚部痛を認めた．麻痺はなく，神経学的異常はみられなかった．初診時の冠状断 CT 像では環椎側塊の LMD は右 5.2 mm，左 2.0 mm，計 7.2 mm であった（**図2A 〜 C**）．ハローベストでの保存的治療を行うも骨癒合が得られず，保存的治療開始 6 ヵ月の CT 画像では環椎側塊の LMD は右 7.7 mm，左 3.7 mm，計 11.4 mm と悪化を認めた（**図2D 〜 E**）．そのため偽関節の診断で後頭頚椎固定術を行った．現在，術後 1 年 6 ヵ月で，右前弓は偽関節となっているが，神経学的異常

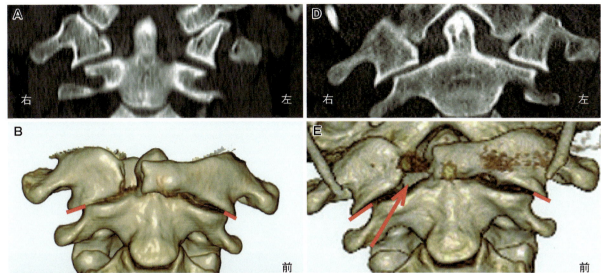

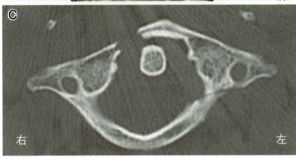

図2 症例：41歳，男性
A：CT初診時．環椎側塊のLMDは右5.2 mm，左2.0 mm，計7.2 mm．歯突起骨折の合併はない．
B：3DCT像では骨折形態が明瞭であり，環椎側塊のLMD（赤線）を認める．
C：右前弓，左後弓に骨折を認める．
D, E：保存的治療開始後6ヵ月．Dの冠状断像では環椎側塊のLMDは右7.7 mm，左3.7 mm，計11.4 mm．Eの3DCT像では環椎側塊のLMD（赤線）と骨折部の離開（矢印）を認め，前弓の骨癒合不全を認める．

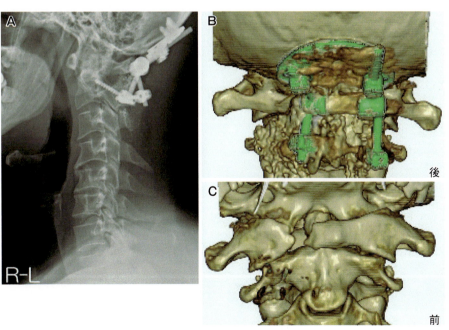

図3 症例：受傷から2年（内固定後1年6ヵ月）
A：後頭骨頚椎固定術後の単純X線側面像．
B, C：3DCT像では，右前弓が偽関節となっているが，他は骨癒合が得られている．

もなく，頚部痛は自制内であった（**図3**）．

おわりに

　近年の画像診断の進歩から TAL 損傷を疑う LMD の値についてはさまざま報告され，Spence の法則の LMD 6.9 mm 以上が TAL 損傷の有無のカットオフ値として妥当ではない可能性が報告されている[19]．また，不安定を認める Jefferson 骨折でもハロー牽引やハローベストで良好な結果が報告されている．当科でも 6.9 mm 以上の転位を認めた症例でも，保存的治療で骨癒合が得られた症例もある一方で，6.9 mm 以上の転位を認めた症例で，ハローベストで治療を行うも偽関節のために追加で内固定を行った症例もあることから，TAL 損傷の有無と不安定性の有無については，さらなる検討や評価法が必要ではないかと考えられる．

　また保存的治療においては，転位の少ない症例では，骨質や年齢を考慮し頚椎装具での加療でも問題ないと考えている．内固定術については C1-2 関節固定が基本となるが，側塊の転位が大きい症例では C1-2 関節固定は困難で，早期手術であれば後頭骨含む occiput-C2 固定（後頭頚椎固定術）が必要となる．しかしながら，後頭頚椎固定術では，可動域制限など ADL 障害が生じることが問題となる．

　最近では可動域温存を目指した手術も報告され，C1 外側塊スクリューを左右に挿入しロッドで締結することで，骨折部を治療する C1 ORIF（open reduction and internal fixation）法の有用性も報告されており[20]，長期成績含めた臨床評価が必要であると考える．

引用・参考文献

1) Watanabe M. et al. Upper cervical spine injuries：age specific clinical features. J Orthop Sci. 15 (4), 2010, 485-92.
2) Daffner RH. et al. Cervical vertebral injuries in the elderly：a -10 year study. Emerg Radiol. 5, 1998, 38-42.
3) Rogers LF. et al. The ceivical spine. Radiology of skeletal trauma. 3rd ed. Philadelphia, Churchill Livingston, 2002, 376-451.
4) Woodimg JH. et al. Lirnitations of cervical radiography in the evaluation of acute cervical trauma. J Trauma. 34 (1), 1993, 32-9.
5) An HS. Cervical spine trauma. Spine. 23 (24), 1998, 2713-29.
6) Dickman CA. et al. Injuries involving the transverse atlantal ligament：classification and treatment guidelines based upon experience with 39 injuries. Neurosurgery. 38 (1), 1996, 44-50.
7) Jefferson G. Remarks on Fractures of the First Cervical Vertebra. Br Med J. 2 (3473), 1927, 153-7.
8) Sherk HH. et al. Fracture of the atlas. J Bpne Joint Surg Am. 52 (5), 1970, 1017-24.
9) Le Minor JM. et al. Fracture of the anterior arch of the atlas associated with a congenital cleft of the posterior arch. Demonstration by CT. Neuroradiology. 30 (5), 1988, 444-6.
10) Spence KF Jr. et al. Bursting atlantal fracture associated with rupture of the transverse ligament. J Bone Joint Surg Am. 52 (3), 1970, 543-9.
11) 原田征行. 環軸椎靭帯の基礎と臨床. 整形外科. 46 (6), 1995, 763-70.
12) Levine AM. et al. Fractures of the atlas. J Bone Joint Surg Am. 73 (5), 1991, 680-91.
13) Zimmerman E. et al. Treatment of Jefferson fracture with a halo apparatus. Report of two cases. J Neurosurg. 44 (3), 1976, 372-5.
14) O'Brien JJ. et al. Jefferson fracture with disruption of the transverse ligament. A case report. Clin Orthop Relat Res. (126), 1977, 135-8.
15) Schlicke LH. et al. A rational approach to burst fractures of the atlas. Clin Orthop Relat Res. (154), 1981, 18-21.
16) Haus BM, et al. Case report：nonoperative treatment of an unstable Jefferson fracture using a cervical collar. Clin Orthop Relat Res. 466 (5), 2008, 1257-61.
17) 齋藤正史ほか. 環椎破裂骨折に対する保存治療の1例. 整形外科. 34, 1983, 608-11.
18) 富田亨ほか. Halo-vestにて保存的に治療したJefferson骨折の一症例. 香川中病医誌. 4, 1985, 121-6.
19) Woods RO. et al. C1 Lateral Mass Displacement and Transverse Atlantal Ligament Failure in Jefferson's Fracture：A Biomechanical Study of the "Rule of Spence". Neurosurgery. 2017.
20) Zhang YS. et al. Posterior osteosynthesis with monoaxial lateral mass screw-rod system for unstable C1 burst fractures. Spine J. 18 (1), 2018, 107-14.

2) 外傷性軸椎分離症（ハングマン骨折）

① 外傷性軸椎分離症（ハングマン骨折）の診断のポイントと初期対応，治療

加藤裕幸 Hiroyuki Katoh ｜ 東海大学医学部外科学系整形外科学講師
渡辺雅彦 Masahiko Watanabe ｜ 東海大学医学部外科学系整形外科学教授（領域主任）

はじめに

絞首刑者に両側の軸椎関節突起間あるいは椎弓の骨折が発生することは150年以上前に報告されていたが[1]，本骨折をhangman fracture（ハングマン骨折）と命名したのは，交通事故による上位頚椎骨折が絞首刑の損傷に類似することを報告したSchneiderらである[2]．しかし，骨折形態は類似していても絞首刑による損傷と交通事故での損傷は発生機序が異なることから，交通事故による骨折をGarberはtraumatic spondylolisthesisと呼称した[3]．現在も外傷性軸椎分離症，外傷性軸椎すべり症，軸椎関節突起間骨折など多くの名称が用いられているが，ハングマン骨折も多用されているのが実情である．

解剖と病態生理

軸椎は特殊な構造をしており，生体力学的に上位頚椎と下位頚椎の移行部にあたる．軸椎の頭側関節面（環軸関節）は脊柱管の前方に位置して環椎後頭関節と並んでいるのに対し，軸椎の下関節突起は脊柱管の後方に位置して下位頚椎の関節面と同一直線上にあるため，軸椎の上下関節面は解剖学的アライメントや担う運動が異なる（図1）．また後頭骨，環椎，軸椎は強固な靱帯で連結された安定した構造体を形成しているため，前後に離れている軸椎の関

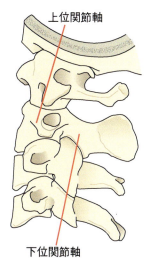

図1 軸椎関節突起間にかかる負担

節面，そしてその間に位置する関節突起間部や椎弓根には大きな負担がかかる．横断面が狭く，海綿骨が少ない関節突起間部は構造的に脆弱で骨折が起こりやすい．また横突孔も骨折の好発部位であり，まれに椎骨動脈の損傷を合併する．しかし一般的に外傷性軸椎分離症では骨折で脊柱管は拡大するため，脊髄損傷はまれである．

分類

外傷性軸椎分離症の分類は，C2とC3の転位と角度変形の程度や骨折形態から（図2），本骨折を4型に分けるLevineの分類が用いられている〔2章1-2)-②，p.49を参照〕[4]．この分類は画像上の所見

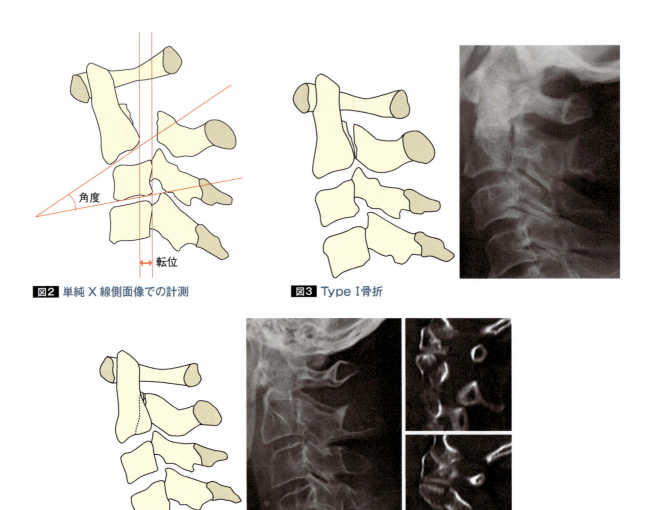

図2 単純 X 線側面像での計測

図3 Type I 骨折

図4 Type Ia 骨折

から分けられるが，受傷の機序に関する情報を与え，治療法にもつながるため，本骨折の診療において大変有用である．現在は原著の 4 型に加え，Type III の細分化[5]や Type Ia 亜型[6]が追加されていて，Type I と Type Ia は安定型，Type II と Type IIa は不安定型，Type III は C2-C3 椎間関節脱臼を伴う不安定型である．

1. Type I （図3）

転位はあっても 3 mm 以下で，角状変形が軽度な骨折であり，骨折線は椎体と椎弓根の境界付近で縦方向に発生する．本骨折は過伸展と長軸方向の圧迫力によって発生し，前縦靱帯，椎間板，後方要素の損傷がなく，転位は最小限にとどまって安定している．骨折線は両側の同じ箇所で発生することが多く，単純 X 線側面像で骨折線が明らかであることが多い．過伸展と軸圧による受傷である本骨折は，長期的には C2-C3 椎間関節の変性とそれに伴う頸部痛が危惧される．

2. Type Ia （図4）

Type I と類似したまれな亜型として Type Ia 骨折があり，Type I 同様，転位や角状変形は軽度である．左右の異なる部位で骨折線が発生するため，単純 X 線側面像で骨折線は明らかでなく，関節突起間部が延長したようにみられる．骨折線は椎体部と

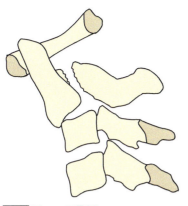
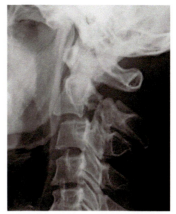

図5 Type Ⅱ骨折

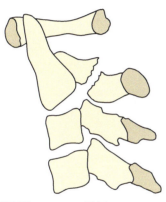
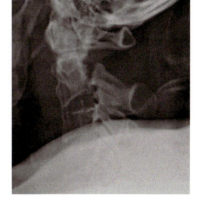

図6 Type Ⅱa骨折

対側の椎弓に骨折線が発生することが多く，過伸展に側屈の要素が加わって非対称的な骨折線が発生すると考えられる．左右非対称の骨折により，TypeⅠより神経損傷の可能性が高い．

3. Type Ⅱ（図5）

3 mm以上の転位と角状後弯を呈する不安定性骨折であり，C3椎体前上縁の圧迫骨折を高頻度で合併する．本骨折は自動車の衝突事故や転落で多くみられ，前額面や顔面の裂傷を伴うことが多い．最初の過伸展と長軸方向の圧迫力によってTypeⅠ同様に関節突起間を垂直下方に走る骨折をきたした後に，屈曲によって後縦靱帯や椎間板が断裂してC2が前方に転位し，C3の前上縁に圧迫力が加わって骨折する．前縦靱帯はC3の上部から剝離されても断裂は起こらない．神経損傷は少ないが，転位が大きい症例では環椎後弓による脊髄圧迫の報告がある．C2-C3椎間のspontaneous骨癒合が認められることが少なくなく，骨折部の癒合が不良でも比較的症状は少ない．

> **point**
> 肥満例や肩が大きい症例は，仰臥位で頸部が軽度後屈位になるため，単純X線側面像でTypeⅡ骨折はTypeⅠのように写ることがある．頸椎装具を装着して坐位の単純X線を撮影するか，CTとMRIを撮影して判定する必要がある．ただし，C3の骨折を合併していたらTypeⅡと判定できる．

4. Type Ⅱa（図6）

転位はないか軽度であるが，高度の角状後弯を呈する本骨折は，TypeⅡとは異なる機序で発生する．

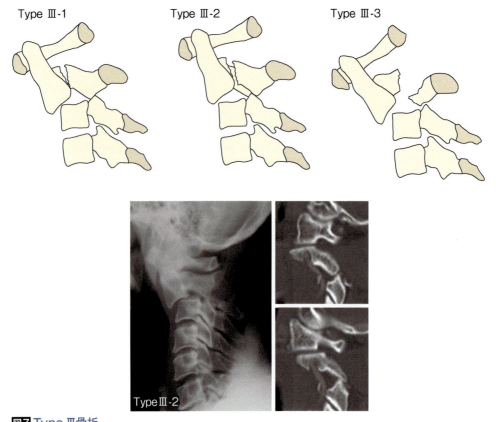

図7 Type Ⅲ骨折

屈曲牽引力によって椎弓の骨折が発生し，続いて後縦靱帯，椎間板の後部が断裂して，前縦靱帯を蝶番としてC2の角状後弯を生ずる．椎体と椎弓根の境界付近で縦方向に走るType ⅠやType Ⅱの骨折線と異なり，椎体からやや離れた関節突起間や椎弓を後上方から前下方に斜めに走る骨折線が認められることが多く，C3椎体の骨折はまれである．

5. Type Ⅲ（図7）

椎弓骨折とC2-C3間の椎間関節脱臼を合併し，高度の転位と角状後弯が認められる高度の不安定型骨折である．屈曲牽引力によって椎間関節脱臼が発生し，続く過伸展によってType Ⅰと類似した関節突起間の骨折が起こると考えられる．多くの場合，両側椎間関節が脱臼するため，しばしば神経損傷を合併する．

Type Ⅲは脱臼や骨折の形態により細分化されており，両側椎間関節脱臼と両側椎弓根や関節突起間の骨折が認められるType Ⅲ-1，片側椎間関節脱臼と対側椎弓骨折が認められるType Ⅲ-2，両側椎間関節脱臼と両側椎弓骨折が認められるType Ⅲ-3がある．

画像評価

上位頸椎損傷は高齢者に多く，単純X線のみでの評価は損傷を見逃す可能性が高く，躊躇せずにCTとMRIでも評価すべきである．

外傷性軸椎分離症を単純X線側面像で評価する際の注意点として，肩の大きい症例は，仰臥位になると頸部が軽度後屈位になるため，転位が整復されている場合がある．一方，小児のように頭部が体幹に比して大きい場合，頸部が軽度屈曲位となって転位が大きく写ることがある．Type ⅡaやType Ⅲは単

純X線でも診断が容易であることが多いが，Type Ⅰaは困難である．転位の拡大が危惧されるため，一般的に受傷後急性期における前後屈位での撮影は避けるべきである．

外傷性軸椎分離症が疑われる症例では全例CT撮影が推奨される．軸椎の骨折線を評価し，椎骨動脈損傷の可能性がある横突孔の骨折の有無も確認する．また，頚椎の他部位の損傷も評価すべきである．Type Ⅰ骨折では他の過伸展損傷が危惧され，特に環椎後弓骨折，Jefferson骨折，歯突起骨折などの上位頚椎損傷が合併しやすい．Type ⅡやType Ⅱa骨折では過伸展と屈曲牽引損傷の両者を念頭に精査する必要がある．Type Ⅰa骨折では側屈がかかわる損傷，例えば椎間関節部の離開や骨折などを疑う必要がある．

C2-C3椎間板や靱帯の損傷を評価するためにMRIは必須であり，特にType ⅡとType Ⅱaの鑑別には有用である．また転位が大きい症例では，C2-C3椎間板のヘルニアが発生している場合があり，牽引整復によって脊髄の圧迫を引き起こす可能性があるため，早期にMRIで評価することが推奨される．

初期治療（保存的治療）

一般的に，外傷性軸椎分離症の多くは保存的治療で良好な結果が報告されている[7, 8]．しかし骨折部の良好な整復が前提にあり，転位や角状変形が残存する状態での外固定は，残存する頚部痛の原因になるため注意が必要である[9]．

Type Ⅰ骨折は転位が少なく安定しているため，頚椎装具による保存的治療で良好な成績が期待できる．Type Ⅰaも安定しており，片側の骨折線が海綿骨の多い椎体を通過するため偽関節率は低く，軽度転位した状態では骨癒合が得られることが多いが，症例によっては手術が必要な症例も存在する．

Type ⅡとType Ⅱa骨折は初期治療が大きく異なるため，MRIでの確実な診断が望まれる．Type Ⅱ骨折は，軽度伸展位での長軸方向の牽引によって整復が得られる．5kg程度の牽引から開始し，単純X線で椎間板腔が拡大しないことを確認しながら整復位が得られるまで増量するが，20kg程度までを必要とすることがある．骨折部の矯正と維持が確認されたらハローベストを装着するが，初期の角状変形が12°を超える症例は，ハローベスト装着後に再転位することが多く，長期（4週）の牽引が必要とされる[10]．一般的にハローベストでの牽引力を長期的に維持することは困難であるうえ，長期装着の合併症率は高く，患者の苦痛も多い．したがって当科では通常，牽引は行っておらず，転位や角状変形が少ない症例では軽度伸展位で厳密なフィラデルフィア型頚椎装具固定を行い，転位や角状変形が大きい症例では手術加療を勧めている．

Type Ⅱaの症例は安易に牽引するとC2-C3椎間板の後方が拡大して角状後弯が増強するため，牽引は避けるべきである．ハローベストを装着し，X線透視下で頚椎を伸展位にして長軸方向に圧迫力が作用するようにして固定することで整復位が得られる．骨癒合傾向が確認されるまでハローベスト装着を継続し，頚椎装具に変更する．

Type Ⅲ骨折においては，脱臼したC2下関節突起がフローティングしているため牽引しても整復は得られず，観血的治療が必要である．

おわりに

外傷性軸椎分離症は交通事故や転落に伴う高エネルギー損傷が多かったが，人口の高齢化に伴い，最近は高齢者の低エネルギー損傷が増加傾向にある．若年者でも長期牽引の問題は少なくなかったが，高齢者の長期臥床は合併症が多いため，当科では長期牽引が必要となるような転位，角状後弯が大きい

Type Ⅱ骨折症例では手術治療が最適と考えている．ただし，個々の症例で骨折部の安定化を評価し，イ ンフォームドコンセントを行ったうえで決定すべきである．

引用・参考文献

1) Haughton S. On hanging, considered from a mechanical and physiological point of view. The London, Edinburgh, and Dublin Philosophical Magazine and Journal of Science. 4, 1866, 23-4.
2) Schneider RC. et al. "Hangman's fracture" of the cervical spine. J Neurosurg. 22, 1965, 141-54.
3) Garber JN. Abnormalities of the atlas and axis vertebrae: Congenital and traumatic. J Bone Joint Surg Am. 46, 1964, 1782-91.
4) Levine AM. et al. The management of traumatic spondylolisthesis of the axis. J Bone Joint Surg AM. 67 (2), 1985, 217-26.
5) Levine AM. et al. Traumatic spondylolisthesis of the axis. Semin Spine Surg. 3, 1991, 47-60.
6) Starr JK. et al. Atypical hangman's fractures. Spine. 18(14), 1993, 1954-7.
7) Effindi B. et al. Fractures of the ring of the axis. A classification based on the analysis of 131 cases. J Bone J Surg Br. 63-B (3), 1981, 319-27.
8) Greene KA. et al. Acute axis fractures. Analysis of management and outcome in 340 consecutive cases. Spine. 22 (16), 1997, 1842-52.
9) Watanabe M. et al. Residual neck pain after traumatic spondylosisthesis of the axis. J Spinal Disord Tech. 18 (2), 2005, 148-51.
10) Vaccaro AR. et al. Early halo immobilization of displaced traumatic spondylolisthesis of the axis. Spine. 27 (20), 2002, 2229-33.

2）外傷性軸椎分離症（ハングマン骨折）
② 外傷性軸椎分離症（ハングマン骨折）の手術治療

田中真弘 Masahiro Tanaka ｜ 東海大学医学部外科学系整形外科学講師

はじめに

　Hangman fracture（ハングマン骨折）は1965年にSchneiderらが報告し，hanging＝絞首刑後の頚椎にみられるということから命名された[1]．交通外傷や転落などによる上位頚椎損傷として多く認める骨折である[2]．受傷機転は頭頚部が過伸展位で，軸椎に急激な伸長力や圧迫力が加わることで，外力が関節突起間部にかかり，骨折が生じる．さらに外力がC2/3椎間板に達して椎間板が損傷された場合に，前方脱臼，角状後弯変形が生じる[3]．Levineらは骨折型を4つに分類しており，主に過伸展＋軸圧により生じるType Ⅰ（軸椎の転位は3mm以下），Type Ⅰに加えて反動で起こる過屈曲によりC2/3椎間での前方転位および角状変形が生じるType Ⅱ（軸椎の転位は3mm以上），主に過屈曲損傷で生じるType Ⅱa（転位はないか軽度だが，角状変形がある），Type Ⅲ（3mm以上の転位，角状変形に加え，椎間関節が脱臼している）としている（図1）[4]．

治療方針であるが，Type Ⅰではカラー固定で転位の進行する例はなく，特殊な例を除きハローベストは必要ない．
　Type Ⅱではハローベストでも整復位の保持が困難な例があり，転位の大きな例には手術を考慮すべきである．Type Ⅱaでは前縦靱帯が残存することから整復可能な例ではハローベストのよい適応となる．
　Type Ⅲでは片側の椎間関節の損傷でも変形が進行する例があり，すべりや後弯が軽度であっても椎間関節の損傷を確認し手術を考慮すべきである[5]．手術方法は骨折形態，症例により前方固定術，後方固定術を行っているが，今回当院でのハングマン骨折に対する後方固定術に関して詳細に述べる．

> **point**
> 症状としては項頚部痛を訴えることが多いが，特異的な症状はない．過伸展により脊髄に牽引力がかかり，脊髄損傷をきたすことがあるが，通常，脊柱管が拡大するため脊髄損傷をきたすことの方が少ない．また単純X線で確認できることもあるが，転位の有無の確認のためにもCTでの評価が推奨される．

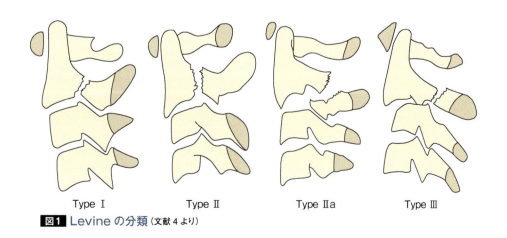

図1 Levineの分類（文献4より）

Type Ⅰ　　Type Ⅱ　　Type Ⅱa　　Type Ⅲ

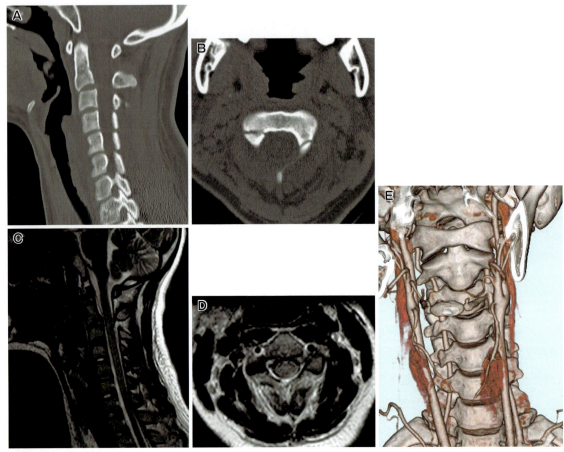

図2 症例:術前評価
A:頚椎CT矢状面画像, B:頚椎CT横断面画像, C:頚椎MRI T2強調矢状面画像, D:頚椎MRI T2強調横断面画像, E:頚椎造影3DCT画像.
19歳, 女性, 交通外傷. ハングマン骨折 (Type II) の診断. 頚椎MRI 画像にてC2/3高位に髄内高信号変化を認める. 頚椎造影CT検査でVA走行異常や頚椎解剖学的異常はみられない.

症例提示(19歳, 女性)

バイク乗車中に乗用車と衝突受傷. 両上肢徒手筋力テスト (manual muscle testing:MMT) 4 レベルと軽度低下, 両上肢の hypersensitivity あり. 膀胱直腸障害なし.

1. 術前評価

CT 画像では, 両側 C2 関節突起間骨折(軸椎転位 3 mm, 角状変形あり), MRI 画像では, T2強調画像にて C2/3 椎間板損傷, C2/3 高位脊髄レベルに高信号変化あり, 造影 CT 画像では, 両側椎骨動脈 (vertebral artery:VA) の走行異常はなし (**図2**).

以上より, ハングマン骨折 Levine 分類 Type II の診断で, 手術加療を行った. 手術までGlisson 牽引を行い, 骨折部の転位を予防した.

> **point**
> 本手術でもっとも重要なことは, 術前のVAの評価である. 片側のVA低形成, high riding VA症例などでは優位側の椎弓根スクリュー刺入にこだわらず, 固定性にもよるが片側のみでの固定, あるいは対側をC2/3 transarticularスクリュー, C2椎弓内スクリューを用いた固定を術前に考慮すべきである. また待機手術となることが本骨折では多いため, 待機期間中は骨折部の転位予防のため2 kg程度でのGlisson牽引を行うことも忘れてはならない.

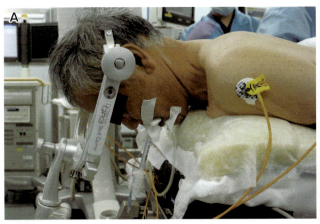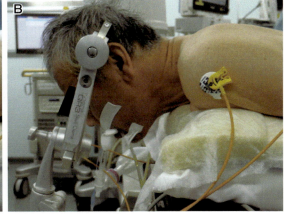

図3 症例:全身麻酔後メイフィールド型頭部固定器装着での腹臥位写真(提示症例とは別の症例)
A:頚椎屈曲位,B:頚椎伸展位.
術中透視で確認しながら頚椎伸展位で整復位にした状態でメイフィールド型頭部固定器を固定する.

2. 手術手技

　全身麻酔後メイフィールド型頭部固定器を装着し腹臥位に体位変換する．このとき術中透視にてC2/3椎体間が整復位になっているかを確認し，できるだけ伸展位としている（図3）．C2棘突起を確認し，正中縦皮切で項靱帯に沿って進入する．C1/2-C3/4椎弓レベルまで展開し,椎弓を露出する．C1/2間外側には静脈叢，C2神経根があるため，ツッペル鉗子を用いて丁寧に軟部組織を椎弓より剥離することが出血防止のためにも重要である．このとき出血予防のためインテグラン®も適宜，併用しながら行う．C2，C3椎弓を露出し関節部分の最外側まで展開する．

> **手術のコツ**
> ・C2棘突起は，容易に見極めることができるランドマークである．C2棘突起はC1後弓，C3棘突起と比較して後方に位置し，展開の位置を確認できる．
> ・医原性のVA損傷を避けるために，C1/2椎間関節の外側縁を越えて側方まで展開することは避ける．

　C2棘突起にリファレンスアークを設置し9つのポイントでマッチングを行い，30ポイント以上でサーフェイスレジストレーションを行う．われわれはナビゲーションを必ず併用している．C2椎弓根スクリューの刺入点はC2椎弓上縁の延長線上にとり，C2椎弓内縁をランドマークとして刺入方法を決定する（図4）[6]．刺入角度はナビゲーション，術中透視下にて調整して行うが，関節突起間の骨折があるためナビゲーションだけを信用してドリル，タップ，スクリューと順次に刺入を行うと，骨折部のわずかな転位により実際よりずれて刺入してしまう可能性がある．ドリル，タップ，スクリュー刺入の際はできるだけ愛護的に行うことや，術中透視も必ず併用し，ナビゲーションのみでC2椎弓根スクリュー設置を行わないことが重要である（図5）．

> **手術のコツ**
> C2椎弓根スクリュー刺入の際には椎弓上縁から椎弓根内縁に粘膜剥離子を刺入する．椎弓根内縁を直視しながら，椎弓根内縁に沿って刺入する．刺入点は椎弓根内縁5mm外側，椎弓上縁の若干尾側であるが，個人差もあるのでCTでの確認が必須である．

　続いてC3外側塊スクリューの刺入点は外側塊の中央から1mm内側とし，刺入方向は15°頭側，30°外側としている．安全性を優先して，腹側皮質骨を抜くバイコーティカルにはこだわっておらず，当院

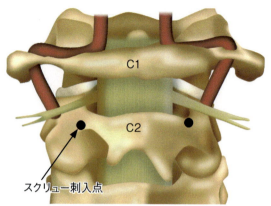

図4 症例：頸椎後面のC2椎弓根スクリュー刺入点（資料提供：Medtronic社）
C2椎弓根スクリューの刺入点はC2椎弓上縁の延長線上にとり，C2椎弓内縁をランドマークとして刺入方法を決定する．

で過去に外側塊スクリューがback outした症例は経験していない（図6）．C2，C3棘突起を切除して細かくし人工骨と混ぜて骨移植用として保存しておく．

> **ピットフォール**
> C3外側塊スクリューはVA損傷の危険性は低いが，椎間関節損傷，外側塊骨折の頻度は1〜5％と報告されている．刺入の際，頭側へ向けて刺入することが椎間関節損傷の予防となり，外側塊骨折が起きた場合には同椎弓での固定は困難と判断し，固定レベルを延長することで対応すべきである．

> **ピットフォール**
> 頸椎後方固定手術における頸椎の体位固定は，さほど強固なものではないうえ，椎弓根スクリュー刺入の際には頸椎に対して斜め後ろから力を加えることになるため，椎体は回旋し頸椎アライメントは容易に変化してしまう．このようにナビゲーションシステムを用いてもコンピュータの認識する理想的なスクリューの位置と実際の位置との間に齟齬が生じてしまう可能性があることを術者は認識しておかなければならない．

計測したロッドを両側に設置して，wiper motionが起こらないようにロッドを保持しながらスクリューを締結する．C2/3椎間関節のdecorticationを行い，同部位に骨移植を行い閉創し手術終了となる（図7）．

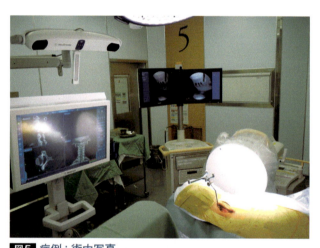

図5 症例：術中写真
術中ナビゲーションシステムと透視を同時に用いて行っている．

> **手術のコツ**
> C2椎弓根スクリュー刺入が困難と判断した場合には，椎弓スクリューが代替アンカーとして推奨されている．しかし椎弓スクリューの引き抜き強度は椎弓根スクリューよりも弱い．本骨折症例では固定の際できる限り片側だけでも椎弓根スクリューを用いるべきである．また両側椎弓根スクリュー刺入困難な症例では，術式を前方固定術に切り替えることも検討すべきである．

3. 注意すべき合併症

VA損傷

もっとも注意すべき合併症である．骨内からの大量出血となるため血管修復は困難であることが多

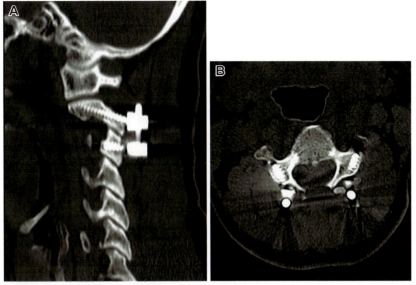

図6 症例：術後頸椎X線画像
A：術後頸椎CT矢状面画像，B：術後頸椎CT横断画面画像．
C3外側塊スクリュー刺入は安全性を優先して，腹側皮質骨を抜くバイコーティカルにはこだわっていない．

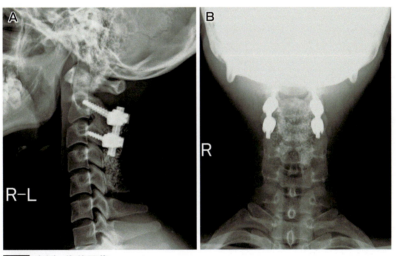

図7 症例：術後画像
A：頸椎X線側面画像，B：頸椎X線正面画像．

い．術後にMRIやMRAなどでVAの閉塞や脳梗塞の有無をチェックする．

4. 後療法

術後頸椎カラーを装着し，安静度は術後当日はベッド上安静，術後翌日はベッドアップ60°まで可，頸椎ドレーン抜去後から離床を行っている．頸椎カラーは術後1ヵ月まで基本的に装着させている．

5. 術後経過

術後経過は良好で神経症状は改善し，術後1年で骨癒合となり，現在，日常生活に支障はない．

おわりに

ハングマン骨折は保存的治療で治療可能な症例が多いが，不安定性や転位のある症例では手術療法が

選択される．今回は後方固定術に関して詳細に述べたが，前方固定術も手術選択の一つである．どちらの手術を選択するかは症例，または施設にもよるが，後方固定術は整復が行いやすく固定力にも優れていると考えている．

引用・参考文献

1) Schneider RC. et al. Hangman's fracture of the cervical spine. J Neurosurg. 22 (2), 1965, 141-54.
2) Barros TE. et al. Traumatic spondylolisthesis of the axis: analysis of management. Spinal Cord. 37 (3), 1999, 166-71.
3) Williams TG. Hangman's fracture. J Bone Joint Surg Br. 57(1), 1975, 82-8.
4) Levine AM. et al. The management of traumatic spondylolisthesis of the axis. J Bone Joint Surg Am. 67 (2), 1985, 217-26.
5) 渡辺雅彦. 上位頸椎損傷：各損傷型の特徴と治療法の選択. 関東整災外会誌. 48 (4), 2017, 128.
6) 山崎正志. 環軸椎固定. 関節外科. 27 (7), 2008, 877-88.

上位頸椎の外傷：初期の診断のポイントと対応，治療

3）歯突起骨折の診断のポイントと対応，治療

渡辺雅彦 Masahiko Watanabe ┃ 東海大学医学部外科学系整形外科学教授（領域主任）

はじめに

　若年者の頸椎・頸髄損傷は減少傾向にあるが，高齢化に伴い高齢者の頸椎損傷は増加している．高齢者では変性により頸椎の可動性の中心が中下位から上位へ移行するため，損傷高位も上位が多くなっていく．Spivak らは年齢による頸椎損傷高位について，40歳以下では上位33.3%・中下位66.7%，65歳以上では上位69.8%・中下位30.2%であったと報告している[1]．すなわち，社会の高齢化に伴い上位頸椎損傷は増加していく外傷と考えられる．

　上位頸椎損傷とは後頭環椎から第2頸椎までの損傷であるが，われわれが過去に報告した上位頸椎損傷103例の損傷型の分析では，ハングマン骨折26例，歯突起骨折26例，Jefferson骨折14例，軸椎過伸展涙滴（teardrop）骨折12例，軸椎椎体骨折11例，その他であり（重複あり），歯突起骨折はハングマン骨折と並びもっとも頻度の高い損傷であった[2]．歯突起骨折は全頸椎損傷の8〜18%を占めるが，神経症状の合併は少なく10〜20% と報告されている[3]．しかしながら，骨折した歯突起とともに環椎が高度に転位した脱臼骨折は致死的である．歯突起骨折の原因としては，屈曲と伸展の両方のメカニズムがある．過屈曲損傷では前方転位をきたし，過伸展損傷では後方転位をきたす．青壮年では交通事故や転落などの高エネルギー外傷が受傷原因として多いが，高齢者では転倒などの低エネルギー外傷での受傷が多い．

診断と治療

1. 診　断

　高齢者では比較的軽微な転倒で受傷し，また飲酒時の転倒・転落などの受傷機転も多いこと，また症状が神経症状を伴わず頸部痛のみの場合も多いこと，などの理由から見逃されることも多く初診時には注意が必要である．診断では通常の単純X線頸椎側面像に加えて開口位正面像が有用であるが，転位の少ない骨折の場合には診断に難渋する例もあり，CTによる診断を行う（**図1**）．CTは正確な骨折部位の評価に加え，骨粗鬆症や上位頸椎各関節の変性の評価に有用である．

> **point**
> 見逃されやすい外傷である．上位頸椎損傷が疑われる場合には開口位正面像はルーチンに行うべきであるが，軽度転位例の診断や正確な骨折線と転位の評価にはCTおよび3D CTが有用である（図2）．

2. 分　類

　診断から治療方針の決定において，歯突起の骨折部位に基づいた Anderson & D'Alonzo の分類がよく用いられる[4]．Ⅰ型は歯突起先端の剥離による斜骨折，Ⅱ型は軸椎椎体と歯突起の結合部での歯突起基部骨折，Ⅲ型は軸椎椎体に広がる骨折である（**図3**）．

1）Ⅰ　型

　Ⅰ型は頸椎カラーで非観血的に治療が可能であるが，片側翼状靱帯の剥離骨折であることから，後頭頸部の不安定性には留意しなければならない．骨融

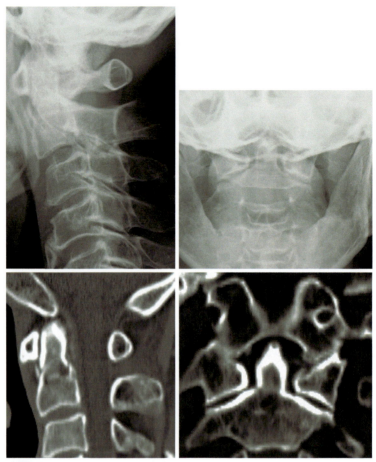

図1 単純X線とCTによる診断
単純X線頚椎側面像と開口位正面像で診断する．転位の少ない骨折ではCTが診断に有用である．

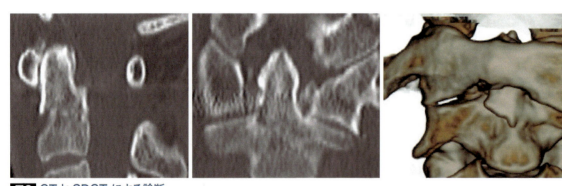

図2 CTと3DCTによる診断
正確な骨折線や転位の評価にはCTと3DCTが有用である．

合と靱帯不安定性の有無を確認する必要がある．

2）Ⅱ型

Ⅱ型はもっとも多い骨折型である．歯突起骨折144例の報告ではⅡ型が96例，Ⅲ型が48例であった．Ⅱ型は不安定性を認める例が多く，脊髄損傷の合併はⅡ型が14例（15％）でⅢ型が4例（8％）であった[5]．Ⅱ型の臨床的特徴として，高齢者の軽微な転倒に伴う骨折が多いことが報告されている．そ

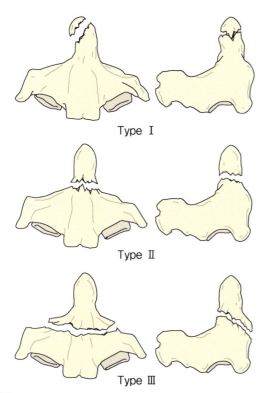

図3 Anderson & D'Alonzoの分類（文献4より）
Ⅰ型：歯突起先端の剥離による斜骨折.
Ⅱ型：軸椎椎体と歯突起の結合部での歯突起基部骨折.
Ⅲ型：軸椎椎体に広がる骨折.

の理由として，骨粗鬆症と上位頚椎関節の変性不均衡がある．加齢とともに上位頚椎の各関節も変性するが，環椎歯突起関節の変性が高度に進行するのに対して，外側環軸関節は加齢の影響を受けにくく，変性に不均衡が生じる．また加齢により歯突起基部の骨粗鬆症は進行する．すなわち，歯突起は変性により環椎に固定されるが，外側環軸関節の可動性は保たれるため，軽微な転倒で頬を打撲する程度でも，その回旋応力が骨粗鬆症により脆弱化した歯突起基部に集中し受傷する[6]．

Ⅱ型については，10〜70％と高い偽関節率の報告が多い．5mmもしくは10°を超える転位，後方脱臼，高齢（50歳以上），整復位の保持困難，などが偽関節の危険因子として挙げられている[7]．高い偽関節率からⅡ型では，早期の観血的治療が推奨されてきた．しかしながら，転位の少ない例，整復可能な例では，12週のハローベスト固定により良好な骨癒合率（84〜100％）も報告されており，まずは保存的治療を試みるべきである[3]．観血的治療の手術術式は，歯突起前方スクリュー固定法（中西法）[8]や各種の後方環軸椎固定術が一般的である．前方スクリュー固定法は環軸椎の回旋可動性を保つことができる利点がある（図4）．X線透視下の確実な整復により95％の骨癒合率を得た，との報告もある[9]．しかしながら，前述の高齢者に多い骨粗鬆症を合併し回旋トルクによる受傷例では，1本のスクリューでは回旋に対する固定力に問題がある．2本のスクリューによる固定や骨セメントを併用する報告もあるが，加齢による環軸椎の回旋制限が受傷の一因でもあり可動性を保持することに固執する必要はなく，後方環軸椎固定術を適応することに問題はない．また，陳旧例では前方スクリュー固定法の癒合率は低く（25％），陳旧例も環軸椎固定術の適応となる[10]．後方環軸椎固定術はGallie法，McGraw法，Brooks法などのワイヤリング法から，より強い固定力を有する環軸関節貫通スクリュー固定（Magerl法）や環椎外側塊および軸椎スクリューによる後方固定（Goel-Harms法）へと変遷し，骨折部の整復率を高め強固な固定を可能としてきた（図5）．

> **point**
> 術式の選択では，変性と骨粗鬆症の重症度を確認することが重要である．加齢により環軸椎の回旋可動域は制限される．環軸椎の可動制限は環椎歯突起関節の変性による場合が多いので，環椎歯突起間の狭小化，骨棘，横靱帯や周囲軟部組織の石灰化に注意する．また骨粗鬆症については，歯突起基部の骨梁消失による嚢胞形成が診断に有用である（図6）．

3）Ⅲ型

Ⅲ型は骨折部が軸椎椎体に広がるため，Ⅱ型に比して骨折面が広く海綿骨部が多いため骨癒合は比較的良好である．ハローベスト固定による骨癒合率は

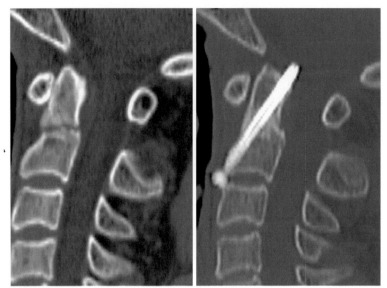

図4 II型歯突起骨折に対して前方スクリュー固定法を施行した

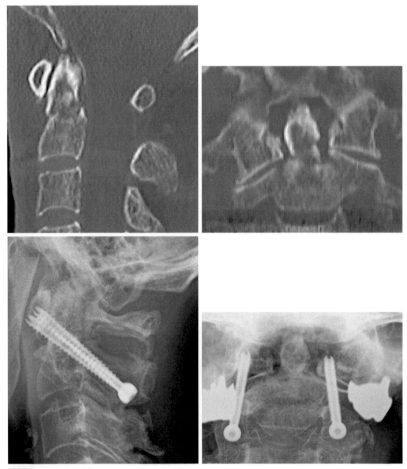

図5 Magerl法
粉砕が強く転位のある例に対して，後方環軸椎固定術（Magerl法）を施行した．

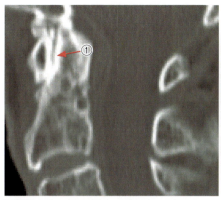
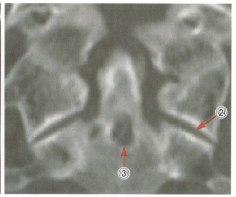

図6 変性と骨粗鬆症の重症度の確認
環椎歯突起間は狭小化し骨棘形成を認める（矢印①）が、外側環軸関節の関節列隙は保たれている（矢印②）。また歯突起基部の骨梁消失による嚢胞形成がみられる（矢印③）。

95%以上との報告がある[4]。しかしながらⅢ型においても3DCTなどで適切な転位の評価を行い、転位の大きな例ではベストの装着前にハローリングなどで整復することは重要である。

> **point**
> Ⅰ型とⅢ型は保存的治療が原則である。Ⅰ型は頚椎カラー、転位のないⅡ型とⅢ型では12週程度のハローベスト固定が原則となる。転位のあるⅡ型は観血的治療が原則である。整復可能であり、骨脆弱性の少ない場合は前方スクリュー固定が第一選択となる。整復不可能な例、不安定性の強い例、骨粗鬆症例、陳旧例では後方環軸椎固定術が適応となる。

3. 手術手技のポイント：頚椎前方スクリュー固定法

1980年に中西らが軸椎歯突起骨折に対する手術法として報告した術式である。環軸椎の可動性が温存できる術式として広く汎用されている術式である。整復可能なⅡ型の新鮮例が適応となる。高度な骨粗鬆症例ではスクリューの固定性に問題があり適応とはならない。

手術は全身麻酔で行う。挿管用のスパイラルチューブとバイトブロックはX線透過性のものを用い、義歯はなるべく外しタオルなどで開口位をとり、頚椎は伸展位とする。この時点でX線透視を行い、開口位で歯突起から軸椎椎体が十分に視認できるか、また正側2方向で骨折部が整復されているかを確認する。整復が不十分な場合には頚椎の姿位や頭蓋直達牽引などを加え整復を試みるが、不良な場合には術式の変更を躊躇すべきではない。

皮膚切開はC5椎体レベルに約5 cmの横切開もしくは斜切開を行う。進入側は術者の好みであるが、上位頚椎であり反回神経麻痺の可能性が低いこと、右利きの術者ではスクリューの刺入がしやすいことから、筆者は通常の頚椎前方固定術とは異なり右側進入を選択することが多い。

椎体までの展開は通常の頚椎前方アプローチに準じて行う。広頚筋を皮膚切開と同方向に切開し、胸鎖乳突筋内縁を鈍的に剥離展開していく。頚動脈鞘と胸鎖乳突筋を外側に、食道と気管を内側によけて椎体前面を展開する。

再度X線透視下に整復を確認し、スクリューの刺入点を決定する。スクリュー刺入点は軸椎椎体の正中前下縁であるが、浅いとチーズカットを起こすので、少し背側（後方）のC2/3椎間板内とする。重要臓器を巻き込まないようにガイドカニューレを用いてガイドワイヤーを刺入する（図7）。ガイドワイヤーが歯突起先端まで達したらデプスゲージで至適なスクリュー長を決定する。ドリリング後にス

クリューを刺入するが，ラグスクリューの原理で骨折部に圧迫力が加わるように半ねじタイプのスクリューを用いる．

スクリュー刺入後には，再度透視でスクリューの位置と整復状態を確認し，ドレーンを挿入し創を閉鎖する．術後は，1〜2日でドレーンを抜去し頸椎カラー装着にて歩行を許可する．術後は約3ヵ月程度カラーを装着するが，できれば骨癒合を確認するまで装着する[8, 9, 11]．

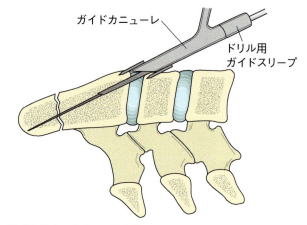

図7 前方スクリュー固定法

引用・参考文献

1) Spivak JM. et al. Cervical spine injuries in patients 65 and older. Spine. 19 (20), 1994, 2302-6.
2) Watanabe M. et al. Upper cervical spine injuries : age-specific clinical features. J Orthop Sci. 15 (4), 2010, 485-92.
3) Jackson RS. et al. Upper cervical spine injuries. J Am Acad Orthop Surg. 10 (4), 2002, 271-80.
4) Anderson LD. et al. Fractures of the odontoid process of the axis. J Bone Joint Surg Am. 56 (8), 1974, 1663-74.
5) Clark CR. et al. Fractures of the dens. A multicenter study. J Bone Joint Surg Am. 67 (9), 1985, 1340-8.
6) Watanabe M. et al. Analysis of predisposing factors in elderly people with type II odontoid fracture. Spine J. 14 (6), 2014, 861-6.
7) Hardley MN. et al. Acute axis fractures : a review of 229 cases. J Neurosurg. 71 (5), 1989, 642-7.
8) 中西忠之ほか．軸椎歯突起骨折に対する裸子固定．整・災外．23, 1980, 399-406.
9) 千葉一裕ほか．"軸椎歯突起骨折に対する手術療法"．新OS NOW 3 頸椎外傷の手術療法．岩本幸英ほか編，東京，メジカルビュー社, 1999, 2-10.
10) Apfelbaum RI. et al. Direct anterior screw fixation for recent and remote odontoid fractures. J Neurosurg. 93 (2 Suppl), 2000, 227-36.
11) 田中真人．カラーアトラス脊椎・脊髄外科．山下敏彦編著，東京，中外医学社, 2012, 143-51.

2 頚椎損傷による椎骨動脈損傷

頚椎損傷による椎骨動脈損傷の診断と治療

川本俊樹 Toshiki Kawamoto ┃ 東京逓信病院脳神経外科主任医長
金 彪 Phyo Kim ┃ 獨協医科大学脳神経外科教授

はじめに

1955年Suechtingら[1]が頚椎骨折に伴う椎骨動脈損傷（vertebral artery injury：VAI）を初めて報告して以来，穿通性頚部外傷以外のいわゆる鈍的頚部損傷（blunt cervical injury：BCI）に伴うVAIの研究，報告が多数行われている．しかしそのスクリーニング，診断，治療（効果），経過については結論が得られていないのが現状である．今回これまでの報告に基づき，頚椎損傷に伴うVAIの診断と治療について紹介する[2]．

VAIの症状

VAIの症状は小脳，脳幹，一次視覚野の虚血症状が主体であり，頭痛，頚部痛，知覚障害，歩行障害，眩暈，嘔気・嘔吐，意識障害，構語障害，平衡機能障害，眼振，失調歩行，二重視，Horner症候群などさまざまな症状を呈する．

VAIは臨床的には無症候の場合もあるが，一過性虚血発作，椎骨動脈塞栓など発症後の死亡率が高い[3, 4]こともあり，受傷当時には症状がなくても解離による閉塞が進行して遅発性に症状が出現することに注意が必要である．また（脳）前方循環からの（内頚動脈から後交通動脈を介した）側副血行路があれば症状は出現しないか出現しても軽度である場合もあり，椎骨動脈のみの所見で治療方針を決定することはできない．

症状出現のメカニズムは後述するVAIのGradeによって異なり，椎骨動脈閉塞による虚血のみならず，損傷部位に生じた血栓が遊離し，脳幹，小脳，後頭葉，視床を含む（椎骨動脈，脳底動脈を介する）（脳）後方循環に塞栓症を起こすことによる[5]．特に塞栓症は，解離などの非閉塞性損傷や仮性動脈瘤のような血管損傷によく生じるとされている．また血管損傷部位に動静脈瘻を形成する場合もある．具体的には，①後方循環への血流が低下する椎骨動脈閉塞（狭窄），②動脈損傷部位に発生する血栓，③後下小脳動脈への血流が途絶えることで生じるとされる延髄外側症候群，④前脊髄動脈に関与する脊髄梗塞，⑤血管断裂，などを引き起こす[6]．特にVAIに続発する後方循環虚血の発現率は0〜24%とされ[7-10]，その予後は極めて不良であり死亡率は33%以上である[11]．

> ### point
> **VAI**
> ・VAIの発症により（脳）後方循環の虚血が惹起される
> ・症状は頭痛，頚部痛，眩暈，構語障害，平衡機能障害，眼振，Horner症候群，意識障害など
> ・発症した際の死亡率は30%以上

> ### point
> **VAIの発症メカニズム**
> ・骨片，椎体偏位による椎骨動脈狭窄あるいは閉塞
> ・損傷部位に生じる血栓による塞栓症
> ・前脊髄動脈に関連する脊髄梗塞

頚椎損傷に伴うVAIの頻度

一般的に全鈍的外傷患者におけるVAIの発生率は0.5〜0.7%程度である[12-14]．頚椎損傷のある症例に限るとその頻度は増加し，スクリーニングの手法により異なるが，BCIの17〜25%にVAIが認められるとされる．

これらVAIの頻度は併存する頚椎損傷の種類に応じて異なることが明確となっており，VAIの可能性が高い状況としては以下の3点に集約される（Denver criteria）．①横突起骨折を含む骨折[15]，②頚椎亜脱臼，③上位頚椎（C1-3）を含む骨折[16]，である．2009年のWestern Trauma Associationのガイドライン[17]では，頚椎椎体骨折あるいは横突起骨折のあるもの，亜脱臼あるいはいずれかのレベルの靱帯損傷のあるもの，あるいはC1-3のいずれかに骨折のあるものに，VAIのスクリーニングを行うよう推奨している．

また最近のCTA（CT angiography）を用いた単独のC2骨折症例の検討では，Type Ⅲ（Anderson & D'Alonzo分類）ならびに横突起粉砕骨折を伴う症例にVAIの生じる可能性が高いとされる[18, 19]．

いずれにせよ，近年はCTAやMRAを含むMRI検査により比較的簡便に検査・診断が可能になってきているため，頚椎に骨折や脱臼，亜脱臼などが疑われればVAIを念頭に検査を進めるべきである．

point
VAIの頻度
・全鈍的外傷患者の0.5〜0.7%
・鈍的頚部損傷（BCI）の17〜25%

point
VAIのスクリーニング推奨例（Denver criteria）
・頚椎椎体骨折あるいは横突起骨折のあるもの
・亜脱臼あるいはいずれかのレベルの靱帯損傷のあるもの
・C1-3のいずれかに骨折のあるもの

椎骨動脈の解剖

椎骨動脈は4つのsegmentに分けられる（V1〜V4）（図1）．椎骨動脈は頚椎横突孔内を上行し骨性成分に接しているため，外傷時には骨折や骨片あ

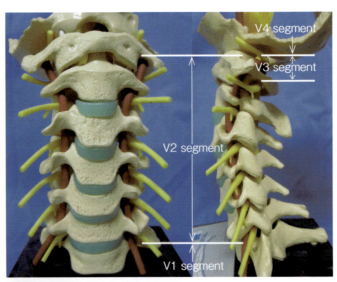

図1　椎骨動脈の各segment（文献2より）
V1：鎖骨下動脈分枝部からC6（C7）横突孔入口部まで．
V2：横突孔貫通部．
V3：C1横突孔出口部から硬膜貫通部まで．
V4：硬膜貫通部から橋延髄移行部まで．

るいは椎体の偏位により容易にVAIが引き起こされる．また椎骨動脈の左右の優位性は重要な点であり，一般的に左椎骨動脈が優位であるものが75％，片側の椎骨動脈が存在しないものが5％といわれている[20]．このため優位側の椎骨動脈が損傷され狭窄ないし閉塞すれば椎骨脳底動脈の（後方）循環不全が生じ[21]，虚血などによる神経症状が惹起されるとともに致命的となる可能性がある．前脊髄動脈や各分節のintersegmental arteryも椎骨動脈から分枝しており，その閉塞・虚血は前脊髄動脈症候群を生じ得る．したがってVAIの治療にあたってはこれらに留意する．頸椎損傷に伴うVAIはV2 segmentがもっとも多いとされ[22, 23]，V2とV3 segmentそれぞれ67％，31％に認められたとの報告がある[24, 25]．

> **point**
> VAIはV2，V3 segmentに多い．

VAI grading （表1）[26]

血管撮影における内頸動脈損傷の所見は5つのgradeに分類されている．VAIにおいてもこのgradeを適応すると便利であり理解しやすい．VAIではgrade I，IIの血管損傷がもっとも一般的なものとされ[27]，grade Vはもっとも重症であり致命的である．

表1 外傷性頸部動脈損傷の血管撮影所見における分類 （文献26より）

grade I	luminal irregularity or dissecting with < 25% luminal narrowing
grade II	dissecting or intramural hematoma with ≧ 25% luminal narrowing, intraluminal thrombus, or raised intimal flap
grade III	pseudoaneurysm
grade IV	occlusion
grade V	transection with free extravasation

> **point**
> VAIも，頸動脈損傷の血管撮影所見をもとにしたgrade（I〜V）を用いると理解しやすい．

VAIの診断

1. CTA（CT angiography）

これまで外傷性血管損傷に対してはDSA（digital subtraction angiography）がゴールドスタンダードとされてきたが，近年そのスクリーニングにはCTAが汎用されるようになっている[28]．頸部の血管損傷についての良好なsensitivityと簡便さ，禁忌がないことなどから救急分野で汎用されており，2011年の北米の多施設統計では，DSAが15％に施行されているのに対しCTAは60％の施設で行われているという[29]．近年のmulti-detector CTを用いることによってさらにそのsensitivityは向上し，16列CTを用いたCTAによる報告ではすでにsensitivity 97.7%，specificity 100%といわれていた[30]．したがって，これまでの報告からCTAは低侵襲性，簡便な点，また骨損傷の把握が同時にできるなど，VAIのスクリーニング検査として推奨されている[31]．近年，16列のみならず64列，128列，さらに320列area-detector CTなどが普及しており，画像の精度はさらに上がっている （図2，図5）．

2. DSA（digital subtraction angiography）（図3）

DSAは高いsensitivityとspecificityとをもつといわれてきたが，高い技術，時間，費用，さらに合併症（検査に伴うリスクは3.5％程度とされ，これは虚血リスク0.3〜1％を含んでいる）の可能性があり[32, 33]，VAIのスクリーニング検査としての選択は難しい．特にCTAと比較し検査所要時間は大きく異なり，患者の無動化を含め煩雑であることは間違いなく，VAIのスクリーニング検査としては回避される傾向にある．ただし血行動態の変化や，

対側からの脳底動脈分岐部（vertebro-basilar junction：VBJ）を経由した血流，筋肉枝を介した側副血行路などを確認するためには有用である．また検査後そのまま血管内治療へと結び付けられることの意義は大きい．

> **point**
> VAIの診断にはこれまでDSAが用いられてきたが，最近のmulti-detector CTの発展によりCTAでの診断精度が上がり，簡便なことにより汎用されている．

3. MRI/MRA（magnetic resonance imaging / magnetic resonance angiography）

DSAのもつ合併症の危険性ならびに検査の煩雑さからVAIの診断にMRI/MRAが用いられた時期がある[34]が，その画像の制限と検査時間の長いことなどからVAIのスクリーニングへの適応は少ないとされたこともある．しかし近年の診断装置の進化により，1.5テスラ（T）-MRIでは10分程度であった検査時間が3T-MRIでは6分程度に短縮されつつあり，脊髄損傷の病態と合わせ検査可能であることの意義が再認識されてきている．

VAIの予後

VAIの予後は，無症候から後方循環の虚血症状，死亡まで幅広い．ただしこれまでの報告では，VAIによる虚血症状は非常に重篤となることがあるもののその確率は低く，VAIの予後は比較的良好であることが多いとされている[35-37]．

Grade Ⅰ，ⅡのVAIの大部分は自然治癒する可能性が高いとされるが，血管損傷部で生じた血栓が脳梗塞を引き起こす可能性は否定できない[38]．実際に軽度な動脈損傷から解離が進行し，数時間後に後下小脳動脈領域に小脳梗塞をきたす症例を経験する．しかしそのリスクは極めて低いという報告も多く，またステント留置やコイル塞栓が必要となるようなgradeの高い損傷に変化する症例も少ないようである．

一方，grade Ⅲ，ⅣのVAIの経過はgrade Ⅰ，Ⅱのものとは異なり消退しにくいものと認識されている[39]が，その変化は症例により異なり慎重な経過観察が必要である．またgradeの高いVAIにおいては，受傷後早期から数日以内の急性期に虚血症

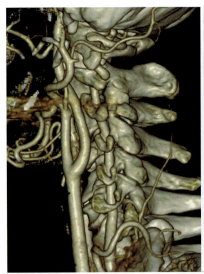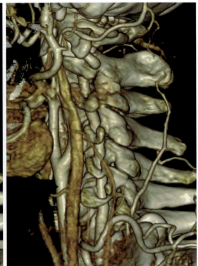

図2 64 multi-detector CTによるCTA（血管，骨を同時に描出）（文献2より）
正常例．血管と骨の関係が同時に評価可能であり，静脈の描出（右）も可能である．

状を呈することが多く，入院当初の神経所見とその推移の観察が特に重要である．grade Ⅲ，Ⅳは血管内治療による偽性動脈瘤や動静脈瘻の閉鎖が必要となることも多い．

point

VAI の予後

- grade Ⅰ，Ⅱは予後良好であり，多くの症例で改善・消退するが経過観察が必要である．
- grade Ⅲ，Ⅳも注意深い経過観察が必要であり，血管内治療が必要となることも多い．
- 受傷早期に症状の出現するものは予後不良である．
- 急性期血行再建は困難である．

VAI の治療

VAI のマネジメントには議論の余地があり，特に無症候性の VAI に対する治療は，その対応・臨床判断は経過を追跡しリスク・ベネフィットを十分考慮したものでなければならない．VAI の患者は多発外傷を伴っていることもあり，抗凝固療法施行の際は他の損傷臓器からの出血のリスクなどを考慮しなければならない．VAI の治療については常に動脈硬化の度合いや側副血行路，椎骨動脈の優位側，無症候性の損傷が進行するリスクなどを勘案したうえで治療戦略を立てていく必要がある．

1. 血管内治療

血管内治療にはステント留置や椎骨動脈塞栓，偽性動脈瘤に対するコイル塞栓などがあり，これらの選択は VAI の程度，部位，側副血行路の状態，椎骨動脈の優位側などの状況により最良と思われる手法を選択する．良好な側副血行路があり椎骨動脈の狭窄がある場合は損傷椎骨動脈の塞栓術（コイル塞栓術）が選択され，優位側の偽性動脈瘤がその原因と考えられる場合はカバードステントなどを使用するなど機器の発展とともにその選択肢が増えている．しかし頚椎損傷に伴う VAI に対する治療効果・予後は他の頚部・頭部の併存障害の影響を受け，ま

た血管内治療そのものに伴う合併症の詳細も明らかではないため，今後も慎重な検討が必要である．

Grade の低い VAI はその予後も良好とされており，これらに対する血管内治療や椎骨動脈遮断の適応はないとされる[40]．一方，grade Ⅲ，Ⅳの VAI に対する血管内ステント留置は緩徐進行性の病変や高度狭窄に有効であるとされており，grade Ⅴのような出血のコントロールが難しい症例や動静脈瘻などに対してもコイル塞栓やバルーン留置などの急性期血管内治療が施行されることがある．

脱臼整復や固定術の前に椎骨動脈閉塞や高度狭窄が認められた場合，整復・固定直後の閉塞部位からの血栓遊離を考慮して閉塞椎骨動脈が再開通しないよう術前にコイル塞栓術を行うことがあるが，この治療効果は定まっていない．Grade の低い VAI の場合，整復・固定を行ったとしても，損傷部位からの血栓遊離などが生じることは一般的に少ないとされている．

整復・固定術後にも椎骨動脈解離や閉塞が認められる場合，椎骨動脈の塞栓やステント留置など血管内治療を考慮することもあるが，整復後の VAI の程度，側副血行路，症状などをもとに総合的に判断すべきである．近年，椎骨動脈閉塞やステント留置の報告は増加し，その有効性・安全性は高くなっているとされ，適応の幅は広がっている．

point

VAI に対する血管内治療

Grade Ⅲ，ⅣのVAIに対する血管内治療の適応・有用性が増加，ただしその長期予後は不明．

2. 手術治療

一般的に，抗凝固療法の行えない場合や血管内治療ができないかあるいは改善できない場合は外科的治療が選択されるが，VAI に対する手術の絶対的適応は grade Ⅴのようなコントロール不能の出血に

対してである．どのようなアプローチをするか，バイパスを設置するかグラフトを用いるかなどは症例によって異なり，その適応判断は難しい．grade Vの VAI に対する手術はその死亡率も高いとされ，頭部外傷を併発する場合はなおさらである．

　前述したように椎骨動脈閉塞や狭窄は循環不全や血栓塞栓による椎骨脳底動脈系の虚血のリスクファクターと考えられている．そのため頚椎整復（固定）術は頚椎を安定させ椎骨動脈の減圧（狭窄軽減）を達成することにより，損傷部位に生じる血栓による塞栓症や循環障害のリスクを減じるとの主張のもと[41]，VAI のある症例に対して虚血の発生なしに固定術を行った報告が多数されている[42]．一方，脱臼整復や固定術などの頚椎操作の際の衝撃や矯正に伴う狭窄部位の変化などにより閉塞（狭窄）部位で形成された血栓が塞栓子となり虚血を起こすことも推測され，これらの手技には細心の注意が必要である．ただし血管内治療の項でも述べたように，grade の低い VAI の場合はこの整復・固定の手技による血栓の遊離は比較的少ないものとされているが，これらの手技に伴う正確な虚血発症リスクは残念ながらいまだ不明である．

　椎骨動脈閉塞のある BCI 患者を対象にした頚椎整復手術についての検討では，虚血発症のリスクファクターは，①高齢者，②両側椎骨動脈閉塞，③片側閉塞で対側椎骨動脈解離，であるとしている[43]が，これらは容易に推測できるリスクファクターといえる．

　これまで損傷した椎骨動脈内の外科的血栓除去術や仮性動脈瘤に対するバイパス術などの手術治療の報告はあるが，近年の血管内治療の発展に伴いこれらの手術治療は減少している[44]．

> **p|o|i|n|t**
> **VAI の手術治療**
> ・grade Vの vessel transection 例の出血コントロールにおいては適応．
> ・椎骨動脈の狭窄部，閉塞部を解除する目的での頚椎固定術あるいは矯正術の適応・効果は不明．

3. 抗血小板薬，抗凝固療法

　2000 年代前半，2 つの外傷センターで非無作為に行われた検討に基づいて，無症候性の患者に対しても積極的に VAI のスクリーニングのうえ抗血栓療法を行うことを支持した報告が多数されていたが，2000 年代後半から近年にかけて，抗血小板薬や抗凝固療法などによる治療は VAI の予後に影響を与えないとする報告が多くある．

　抗血小板薬や抗凝固療法は grade の低い VAI では検査上もまた虚血の発生など症状の変化にも関連がないという報告があり[45]，この報告では grade Ⅲ，ⅣのVAI についても抗血小板薬や抗凝固療法の意義は不明としている．また同時に grade の高いVAI では病院到着時かあるいは受傷後ごく早期に虚血症状が発生している点を指摘し，虚血リスクの高いものは急性期にすでに発症していることを示している．

　頚動脈損傷を含む頚部血管損傷に関しては，2010 年の Eastern Association for the Surgery of Trauma Management Guideline[46] において，grade Ⅰ，Ⅱの血管損傷に対しては絶対的禁忌がなければ抗血栓薬の投与が推奨されているが，VAI についての治療については，その発症機序や時間経過などもさまざまであり，その結果治療も多彩となり，適応についても一概に論じられないのが現状である．

> **p|o|i|n|t**
> 　抗血小板薬，抗凝固療法の効果は明確ではない．
> 　ただし Eastern Association for the Surgery of Trauma Management Guideline (2010) では grade Ⅰ，Ⅱの血管損傷（内頚動脈を含む）には抗血栓薬の投与が推奨されている．

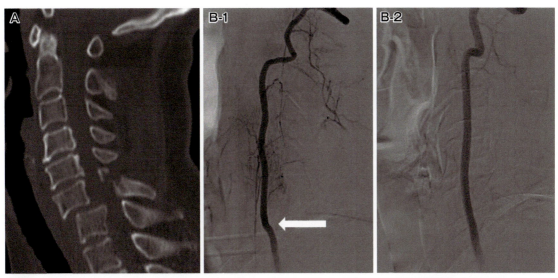

図3 anterior dislocation C6 on C7（Allen：CE3）（A）とDSAによる左椎骨動脈（B）（文献2より）
B-1：Lt VA C6/7レベルに偏位・蛇行が認められる．血管内腔の狭窄は少なくVAIとはいえないがこの程度の変化は比較的よく経験する．
B-2：整復後VAの偏位・蛇行は改善されている．

症例提示

症例1（56歳，男性）（図3）

- anterior dislocation C6 on C7（Allen：CE3）
- 交通事故にて受傷
- 強い頸部痛と両上下肢に知覚障害（dysesthesia），右上肢尺側に知覚過敏（hyperpathia）を自覚
- MMT：D 0/0, BC 0/0, BR −1/−1, TC −2/−2, WF −2/−2, WE −3/−2, FF −4/−3, FE −3/−3, IP −2/−1, QF −2/−1, TA −2/−1, EHL −2/−2, GCS −2/−2
- C-CT：anterior dislocation C6 on C7, C6 laminal fracture（図3A）
- DSA：C6/7レベルでの左椎骨動脈の偏位・蛇行がみられるが血管腔の狭窄は認めない（図3B-1）
- 整復後，椎骨動脈偏位・蛇行は解消されている（図3B-2）
- 整復後も新たな神経症状は出現していない

症例2（67歳，男性）（図4）

- C4/5 unilateral facet dislocation
- モーターバイク運転中他車と接触，転倒して受傷

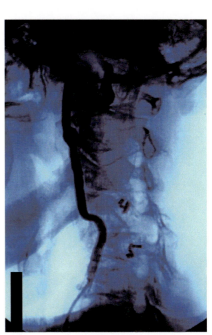

図4 C4/5 unilateral facet dislocation（文献2より）
DSA（Lt lateral oblique view）ではRt VAがC4/5レベルで椎骨動脈が大きく蛇行・変位している（VAI grade Ⅰ）．虚血症状はなく，血管内治療を行わずに整復固定術を施行した．術後も新たな神経症状は出現しなかった．

- 頸部痛と上肢手掌を中心に知覚過敏（hyperpathia）自覚
- MMT：D 0/0, BC −3/−1, BR −3/−1, TC −3/−2, WE −4/−2, WF −4/−1, FE −3/

−1，FF −3/−1，IP −2/−1，QF −2/−1，TA −2/−1，EHL −2/−1，GCS −2/−1
- DSA（右椎骨動脈撮影）：Rt unilateral facet dislocation C4/5，右椎骨動脈の偏位・蛇行が認められる
- 一部狭窄あるいは血管壁損傷様変化（VAI grade Ⅰ）があるが，血管内治療なしで整復術施行
- 術後に新たな神経学的症状は出現していない

症例3（65歳，男性）（図5）

- C5/6 Rt unilateral facet dislocation
- 歩行中前方に転倒して受傷
- 強い頸部痛あり，両上肢に知覚障害（dysesthesia）を自覚
- MMT：D −1/0，BC −2/−1，BR −2/−1，TC −2/−2，WE −2/−1，WF −2/−1，FE −2/−1，FF −2/−2，IP −1/−1，QF −1/−1，TA −2/−1，EHL −2/−1，GCS −1/−1
- CTA（64 multi-detector CT）：右椎骨動脈にgrade ⅠのVAIが認められる，椎骨動脈の優位側はLtであることがわかる
- 椎骨動脈が劣位側であることなどから血管内治療を行わずに整復固定術を施行
- 術後に新たな神経症状は出現していない

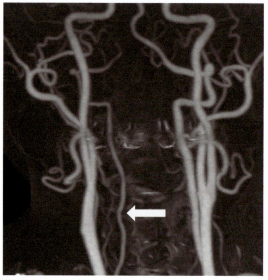

図5 64 multi-detector CTによるCTA（文献2より）
C5/6 Rt unilateral facet dislocationの症例，虚血症状はない．右椎骨動脈にgrade ⅠのVAIが認められる（矢印）．

おわりに

外傷性の頸動脈損傷はその画像所見上の重症度とよく相関するが，VAIとその画像所見の重症度とは相関しないこと[47]，class Ⅰ，Ⅱの検討がないことなどから，VAIの自然歴，治療法の選択およびその効果，経過観察の指針などはいまだ明確ではない．今後，可能な範囲でのprospective studyを含め，さらに検討が必要である．

引用・参考文献

1) Suechting RL. et al. Posterior inferior cerebellar artery syndrome ; following a fracture of the cervical vertebra. J Neurosurg. 12 (2), 1955, 187-9.
2) 川本俊樹ほか. 頸椎外傷における椎骨動脈損傷の診断と治療. 脊椎脊髄ジャーナル. 29 (4), 2016, 339-50.
3) Deen HG Jr. et al. Vertebral artery injury associated with cervical spine fracture. Report of two cases. Spine. 17 (2), 1992, 230-4.
4) Schellinger PD. et al. Masking of vertebral artery dissection by severe trauma to the cervical spine. Spine. 26 (3), 2001, 314-9.
5) McCormick MT. et al. Blunt cervical spine trauma as a cause of spinal cord injury and delayed cortical blindness. Spinal Cord. 45 (10), 2007, 687-9.
6) Fassett DR. et al. Vertebral artery injuries associated with cervical spine injuries ; a review of the literature. J Spinal Disord Tech. 21 (4), 2008, 252-8.
7) Biffl WL. et al. The devastating potential of blunt vertebral arterial injuries. Ann Surg. 231 (5), 2000, 672-81.
8) Miller PR. et al. Prospective screening for blunt cerebrovascular injuries ; analysis of diagnostic modalities and outcome. Ann Surg. 236 (3), 2002, 386-93.

9) Cothren CC. et al. Cervical spine fracture patterns predictive of blunt vertebral artery injury. J Trauma. 55 (5), 2003, 811-3.

10) Cothren CC. et al. Blunt cerebrovascular injuries. Clinics. 60 (6), 2005, 489-96.

11) Dill-Macky MJ. et al. Traumatic cervical distraction complicated by delayed reduction due to traumatic vertebral artery pseudo-aneurysm. Australas Radiol. 43 (3), 1999, 372-7.

12) Kansagra AP. et al. Current trends in endovascular management of traumatic cerebrovascular injury. J Neurointerv Surg. 6 (1), 2014, 47-50.

13) Bromberg WJ. et al. Blunt cerebrovascular injury practice management guidelines : the Eastern Association for the Surgery of Trauma. J Trauma. 68 (2), 2010, 471-7.

14) Fleck SK. et al. Incidence of blunt craniocervical artery injuries : use of whole-body computed tomography trauma imaging with adapted computed tomography angiography. Neurosurgery. 69 (3), 2011, 615-23.

15) Veras LM. et al. Vertebral artery occlusion after acute cervical spine trauma. Spine. 25 (9), 2000, 1171-7.

16) Sawlani V. et al. "Stretched loop sign" of the vertebral artery : a predictor of vertebrobasilar insufficiency in atlantoaxial dislocation. Surg Neurol. 66 (3), 2006, 298-304.

17) Biffl WL. et al. Western Trauma Association critical decisions in trauma : screening for and treatment of blunt cerebrovascular injuries. J Trauma 67 (6), 2009, 1150-3.

18) Durand D. et al. Predictors of vertebral artery injury in isolated C2 fractures based on fracture morphology using CT angiography. Spine. 40 (12), 2015, E713-8.

19) Oetgen ME. et al. Does the morphology of foramen transversarium fracture predict vertebral artery injuries? Spine. 33 (25), 2008, E957-61.

20) Hinse P. et al. Dissection of the extracranial vertebral artery : report of four cases and review of the literature. J Neurol Neurosurg Psychiatry. 54 (10), 1991, 863-9.

21) Miller PR. et al. Blunt cerebrovascular injuries : diagnosis and treatment. J Trauma. 51 (2), 2001, 279-85.

22) Taneichi H. et al. Traumatically induced vertebral artery occlusion associated with cervical spine injuries : prospective study using magnetic resonance angiography. Spine. 30 (17), 2005, 1955-62.

23) Herrera DA. et al. Endovascular treatment of traumatic injuries of the vertebral artery. AJNR Am J Neuroradiol. 29 (8), 2008, 1585-9.

24) Rodallec MH. et al. Craniocervical arterial dissection : spectrum of imaging findings and differential diagnosis. Radiographics. 28 (6), 2008, 1711-28.

25) Desouza RM. et al. Blunt traumatic vertebral artery injury : a clinical review. Eur Spine J. 20 (9), 2011. 1405-16.

26) Biffl WL. et al. Western Trauma Association critical decision in trauma : screening for and treatment of blunt cerebrovascular injuries. J Trauma. 67 (6), 2009, 1150-3.

27) Bendszus M. et al. Silent embolism in diagnostic cerebral angiography and neurointerventional procedures : a prospective study. Lancet. 354 (9190), 1999, 1594-7.

28) Eastman AL. et al. CTA-based screening reduced time to diagnosis and stroke rate in blunt cervical vascular injury. J Trauma. 67 (3), 2009, 551-6.

29) Harrigan MR. et al. Management of blunt extracranial traumatic cerebrovascular injury : a multidisciplinary survey of current practice. World J Emerg Surg. 6, 2011, 11.

30) Eastman AL. et al. Computed tomographic angiography for diagnosis of blunt cervical vascular injury : is it ready for primetime? J Trauma. 60 (5), 2006, 925-9.

31) Harrigan MR. et al. Management of vertebral artery injuries following non-penetrating cervical trauma. Neurosurgery. 72 (Suppl 2), 2013, 234-43.

32) AbuRahma AE. et al. Complications of diagnostic carotid/ cerebral angiography when performed by a vascular surgeon. Vasc Endovascular Surg. 40 (3), 2006, 189-95.

33) Al-Ameri H. et al. Complication rate of diagnostic carotid angiography performed by interventional cardiologist. Catheter Cardiovasc Interv. 73 (5), 2009, 661-5.

34) Weller SJ. et al. Detection of vertebral artery injury after cervical spine trauma using magnetic resonance angiography. J Trauma. 46 (4), 1999, 660-6.

35) Alterman DM. et al. Contemporary outcomes of vertebral artery injury. J Vasc Surg. 57 (3), 2013, 741-6.

36) Dicocco JM. et al. Functional outcomes following blunt cerebrovascular injury. J Trauma Acute Care Surg. 74 (4), 2013, 955-60.

37) Mitha AP. et al. Clinical outcome after vertebral artery injury following blunt cervical spine trauma. World Neurosurg. 80 (3-4), 2013, 399-404.

38) Inamasu J. et al. Vertebral artery injury after blunt cervical trauma : an update. Surg Neurol. 65 (3), 2006, 238-46.

39) Cothren CC. et al. Treatment for blunt cerebrovascular injuries : equivalence of anticoagulation and antiplatelet agents. Arch Surg. 144 (7), 2009, 685-90.

40) Li W. et al. Comparison of conservative and operative treatment for blunt carotid injuries : analysis of the National Trauma Data Bank. J Vasc Surg. 51 (3), 2010, 593-9, e1-2.

41) Rodriguez M. et al. Asymptomatic vertebral artery injury after acute cervical spine trauma. Acta Neurochir. 143 (9), 2001, 939-45.

42) Louw JA. et al. Occlusion of the vertebral artery in cervical spine dislocations. J Bone Joint Surg Br. 72 (4), 1990, 679-81.

43) Foreman PM. et al. Corrective spinal surgery may be protective against stroke in patients with blunt traumatic vertebral artery occlusion. J Neurosurg Spine. 23, 2015, 665-70.

44) Coldwell JE. et al. Treatment of posttraumatic internal carotid arterial pseudoaneurysms with endovascular stents. J Trauma. 48 (3), 2000, 470-2.

45) Scott WW. et al. Clinical and radiological outcomes following traumatic Grade 3 and 4 vertebral artery injuries : a 10-year retrospective analysis from a Level 1 trauma center. The Parkland Carotid and Vertebral Artery Injury Survey. J Neurosurg. 122 (5), 2015, 1202-7.

46) Bromberg WJ. et al. Blunt cerebrovascular injury practice management guidelines : the Eastern Association for the Surgery of Trauma. J Trauma. 68 (2), 2010, 471-7.

47) Fusco MR. et al. Cerebrovascular dissections : a review. Part II : blunt cerebrovascular injury. Neurosurgery. 68 (2), 2011, 517-30.

3 下位頚椎損傷の治療

1）中下位頚椎損傷の治療法選択を見据えた分類・評価

小松 幹 Miki Komatsu ┃ 北海道せき損センター整形外科第4部長
須田浩太 Kota Suda ┃ 北海道せき損センター副院長
松本聡子 Satoko Matsumoto Harmon ┃ 北海道せき損センター整形外科第2部長

久田雄一郎 Yuichiro Hisada ┃ 北海道せき損センター整形外科副部長
尾崎正大 Masahiro Ozaki ┃ 北海道せき損センター整形外科副部長
原谷健太郎 Kentaro Haraya ┃ 北海道せき損センター整形外科

はじめに

中下位頚椎損傷を大きく分類すれば，頚椎脱臼骨折と非骨傷性頚髄損傷の2つに分けて考えることができる．さらに頚椎脱臼骨折は古くよりAllen-Ferguson分類[1]で分類されているような典型的な頚椎脱臼骨折群と，対して非典型的骨折ともいえる"強直性脊椎疾患に伴う椎体骨折"に分けられる．

非骨傷性頚髄損傷

わが国においては頚髄損傷のうち非骨傷性頚髄損傷が半数以上を占め，特に65歳以上では約7割を占めている．ひとくちに非骨傷性頚髄損傷といってもその病態はさまざまであり[2]，今日に至るまで非骨傷性頚髄損傷の治療方針について結論が出ていないのは，これまで種々の病態を十把一からげにして

診断・治療がなされてきたことに一因があるだろうと考えている．非骨傷性頚髄損傷も細分化して，その診断や治療方針を検討していかねばならない時期に突入していると感じている（**表1**）．

黄色靱帯のたわみが主因となるTaylor型損傷（安定型）や椎体後方すべりが主因となる植田型（軽度不安定型）がある．ともに保存的治療が原則であるが，進行性に麻痺が増悪する場合には手術治療を要する病態が潜んでいる可能性があり，慎重な経過観察が必要である．

椎間板や前縦靱帯断裂を伴えば，後述するAllen-Ferguson分類のdistractive-extension injury（DE）のstage 1に該当する．DE stage 1の損傷で脊髄圧迫が著明かつFrankel分類C以上など，中等度以上の麻痺があれば椎弓形成を行うが，不安定性は軽度であり固定術の適応はない．一方，DE stage 2

表1 非骨傷性頚髄損傷の須田分類

	手術適応
過伸展損傷	
安定型（Taylor型）	×
軽度不安定型（植田型・distractive-extension injury stage 1）	×～△
高度不安定型（脱臼型・distractive-extension injury stage 2）	○
屈曲損傷（外傷性椎間板ヘルニア）	×～○
頚椎症性損傷（変性が主体）	×～△
頚椎後縦靱帯骨化症性損傷（OPLL性頚髄損傷）	△～○

同じ非骨傷性頚髄損傷でも，狭窄や不安定性の程度はさまざまで予後がよい損傷と不良な損傷があるため，区別して手術適応を検討する必要がある．

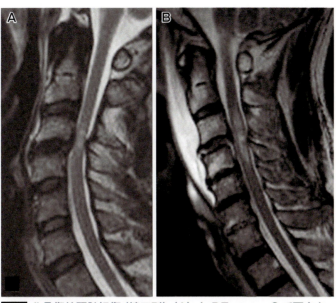

図1 非骨傷性頚髄損傷（植田型）（A）とDE stage 2で不安定性が強く麻痺も重度の症例（Frankel分類A）（B）
A：不安定性は軽度で保存的治療の適応である．
B：固定術の適応がある．

の場合には高度な不安定性を有しているため固定術が必要となる（図1）．

頚椎後縦靱帯骨化症（ossification of posterior longitudinal ligament：OPLL）を伴う非骨傷性頚髄損傷は，狭義の非骨傷性頚髄損傷と病態から治療法，予後までまったく異なるため，OPLL性頚髄損傷として区別する必要がある[3]．

point

ひとくちに非骨傷性頚髄損傷といっても，さまざまな病態が混在している疾患群として捉えることができる．狭窄や不安定性の程度を見極めて治療方針を検討することが重要．

頚椎脱臼骨折

1. Allen-Ferguson分類

頚椎不安定型損傷は前後両安定要素の損傷である脱臼骨折と，前方要素の損傷が主である椎体破裂骨折に大別できる．Allenらは，破壊された頚椎の構成要素をX線像から推定し，受傷時の外力のベクトル方向と頚椎動態を併記し，これを損傷程度により細分した分類を報告した（図2，表2）．

術式選択

不安定損傷の基本は，①脱臼骨折（前方・後方のどちらの安定要素も破壊されている）タイプと，②椎体破裂骨折（前方要素の損傷が著しい）タイプに大別できる．Allen-Ferguson分類でいえばDE，distractive-flexion injury（DF），compressive-extension injury（CE）が脱臼骨折タイプ，compressive-flexion injury（CF），vertical-compression injury（VC），lateral-flexion injury（LF）が椎体破裂骨折タイプに属する．脱臼骨折タイプでは後方脱臼整復固定（図3，図4，図5）を，椎体破裂骨折タイプでは前方再建を基本戦略に考えるのが一般的だが，頚椎椎弓根スクリュー（cervical pedicle screw：CPS）固定法の出現により後者であっても後方単独再建が可能となった[4-7]．

2. SLIC Scale

2007年にVaccaroらは，椎間板や靱帯などの軟部支持組織（disco-ligamentous complex：DLC）の破綻や麻痺の重症度にも重きを置いて損傷の重症

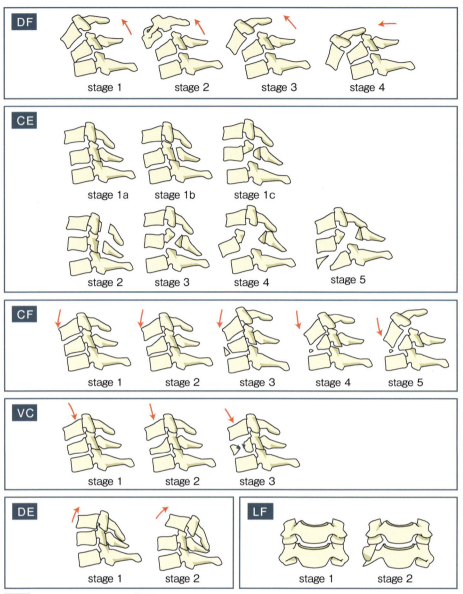

図2 Allen-Ferguson 分類（文献1より）

度を分類し，治療アルゴリズムまで構築できる SLIC Scale（Subaxial Injury Classification and Severity Scale）を作成した（**表3**）[8]．

多椎間損傷の場合それぞれの部位ごと別々に SLIC スコアを算出し，単椎間に複数の損傷型が混在する場合はもっとも重症度の高い損傷型で算出することとされる．

SLIC Scale 3点以下は保存的治療，4点では状況に応じて保存的治療か手術治療かを選択，5点以上で手術適応となる．

3. AOSpine-SLIC

Vaccaro らを中心とした AOSpine knowledge forum trauma によって AOSpine subaxial cervical spine injury classification system（AOSpine-SLIC）が 2015 年に作成された（**表4**）[9]．今後，SLIC Scale や胸腰椎の AOSpine 分類でそうだったように，スコアリングシステムと治療アルゴリズムが策定されていくようである．

表2 Allen-Ferguson 分類の定義 (文献1より)

---

distractive-flexion injury（DF）＝伸延力＋屈曲位（頻度37%）
後方靱帯損傷が主体で骨傷を伴わないことが多い．椎間板－靱帯複合体（discoligamentous complex：DLC）の損傷程度により不安定性はさまざまで，DF stage 4のように極めて不安定な症例もある．骨折を伴わず自然整復されていると見逃されることがあり，要注意である．整復前後を問わず椎間板ヘルニアを併発することも多い損傷である．
　　DF stage 1：DLC 損傷．亜脱臼か自然整復されたものを含む．
　　DF stage 2：片側椎間関節脱臼．棘突起骨折や椎弓根骨折を伴うこともある．
　　DF stage 3：両側椎間関節脱臼．椎体の転位が50%未満．
　　DF stage 4：両側椎間関節脱臼．椎体の転位が50%以上．極めて不安定．

compressive-extension injury（CE）＝圧縮力＋伸展位（頻度24%）
後方要素（椎間関節，椎弓根，椎弓）の損傷に伴い，椎体が前方転位する．下位頚椎で好発．
　　CE stage 1：片側後方要素損傷．回旋剪断力による不安定性の強い損傷も含まれる．
　　CE stage 2：（stage 1に加え）両側椎弓骨折．多椎間にまたがることもある．
　　CE stage 3：両側後方要素（椎間関節もしくは椎弓根）の損傷にもかかわらず椎体の転位がない（理論上のみの分類とされる）．
　　CE stage 4：両側後方要素損傷で椎体の不完全転位．
　　CE stage 5：両側後方要素損傷で椎体の完全（100%）転位．

compressive-flexion injury（CF）＝圧縮力＋屈曲位（頻度22%）
軸圧により椎体は骨折を起こしながら後方すべりを生じる．
　　CF stage 1：軽度の椎体楔状圧迫骨折（椎体前縁の鈍化）．
　　CF stage 2：中程度の椎体楔状圧迫骨折（前方椎体高の減少）．
　　CF stage 3：明らかな椎体骨折．骨折線が生じ遊離骨片（flexion tear drop）を形成．
　　CF stage 4：3 mm 未満の後方すべり．後方の DLC も破綻している場合がある．
　　CF stage 5：3 mm 以上の後方すべり．必ず後方の DLC も破綻している．

vertical-compression injury（VC）＝圧縮力＋中間位（頻度8%）
典型的な破裂骨折であるが，CF と受傷機転が近似しており両者を区別できない例もある．
　　VC stage 1：上下の椎体終板のうち片方のみの終板骨折．
　　VC stage 2：上下両側の椎体終板骨折（骨片転位が少ない）．
　　VC stage 3：上下両側の椎体終板骨折（骨片転位が明らか）．

distractive-extension injury（DE）＝伸延力＋伸展位（頻度5%）
前方要素（椎間板）損傷が主体．非骨傷性頚髄損傷や過伸展損傷と診断されることが多い．
　　DE stage 1：前方靱帯断裂・椎間板損傷・椎体前方の剥離骨折を伴ってもよい．後方転位を伴わない．
　　DE stage 2：stage 1に加え後方転位を伴う．後方の DLC も破綻している場合が多い．

lateral-flexion injury（LF）＝左右非対称の圧縮力（頻度3%）
頭部への左右非対称の圧迫力により生じるもっともまれな損傷である．
　　LF stage 1：非対称性椎体圧迫骨折と同側後方要素（椎間関節，椎弓根，椎弓）の損傷．
　　LF stage 2：stage 1に椎体側方転位を伴う．

強直性脊椎疾患に伴う椎体骨折

　基本的に3-column 損傷となるため著しい不安定性を示す．強直脊椎の骨折は長管骨骨折に類似しており，固定性のよいアンカーが複数必要となるため，前方よりも後方固定術が優れている．頚椎 CPS であれば上下2椎以上のアンカーをとり3椎間固定すれば安定性を得ることができるが，外側塊スクリュー（lateral mass screw：LMS）ならば上下3椎以上のアンカーが望ましい[10]．従前から骨癒合し可動性がない部位であるため，多椎間固定となってもデメリットは少ない（図6）．

　国内の多施設研究においても，強直性脊椎疾患に伴う椎体骨折は高率に遅発性脊髄損傷をきたしており[10]，早期診断と強固な内固定が必須であることが示唆されている．

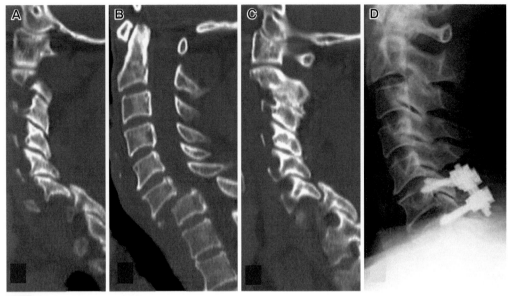

図3 DF stage 4 の症例
A：右側椎間関節レベル，**B**：正中，**C**：左側椎間関節レベルのsagittal像，**D**：術後X線像．
後方からの1椎間固定のよい適応である．

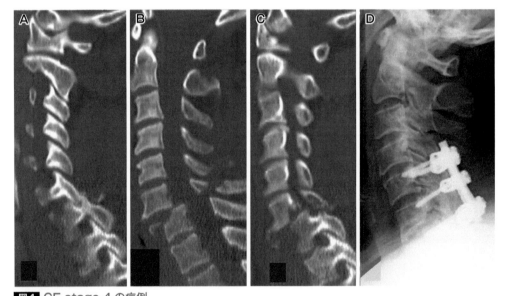

図4 CE stage 4 の症例
A：右側椎間関節レベル，**B**：正中，**C**：左側椎間関節レベルのsagittal像，**D**：術後X線像．
通常は多椎間にわたり後方要素が破壊されており多椎間固定となる．

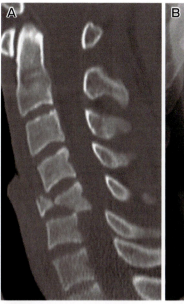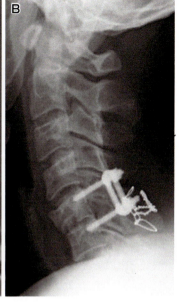

図5 CE stage 5 の症例

A：術前CT像，B：術後X線像．
通常は多椎間にわたり後方要素が破壊されており多椎間固定となるが，症例によっては後方からの1椎間固定で十分な場合もある．

表3 SLIC Scale（文献8より）

特徴	得点
形態	
異常なし	0
圧迫	1
破裂	+1＝2
開大（例：パーチドファセット，過伸展）	3
回旋 and/or 変位（例：椎間関節脱臼，涙滴骨折，stage 3 以上の CF 損傷）	4
DLC	
損傷なし	0
不明瞭（例：棘間開大，MRI 上の信号変化のみ）	1
明らかな損傷（例：椎間高開大，パーチドファセット，後弯変形）	2
神経障害	
神経障害なし（感覚異常はあってもよい）	0
神経根損傷	1
完全麻痺	2
不全麻痺	3
残存している脊髄圧迫	+1＝4

総得点	推奨される治療方針
≦3	保存的治療
4	保存的治療 vs 手術治療
5≦	手術治療

表4 AOSpine-SLIC（文献9より）

形態
- Type A（compression injuries）
  - A0　構造上問題にならない骨折（例：孤立性椎弓骨折，棘突起骨折）
  - A1　圧迫骨折
  - A2　スプリット骨折：上下の終板損傷を伴う冠状面での椎体分断あるいはピンサー骨折
  - A3　不全破裂骨折：一方の終板損傷のみの破裂骨折
  - A4　完全破裂骨折：上下の終板損傷を伴う破裂骨折
- Type B（tension band injuries）
  - B1　骨性のみの後方テンションバンド損傷
  - B2　関節包や靱帯損傷を伴う後方テンションバンド損傷
  - B3　前方テンションバンド損傷
- Type C（translation injuries）
  - C　変位のある損傷
- Type F（facet injuries）
  - F1　変位のない椎間関節突起骨折（1cm未満かつ外側塊の40％未満）
  - F2　不安定性を生じさせる椎間関節突起骨折（1cm以上，外側塊の40％以上，変位あり）
  - F3　フローティングした外側塊（同側の椎弓根骨折と椎弓骨折の合併）
  - F4　椎間関節の亜脱臼，パーチドファセット，脱臼

神経症状
- N0　神経損傷なし
- N1　一時的な神経損傷（すでに回復）
- N2　神経根症
- N3　不全麻痺（脊髄損傷）
- N4　完全麻痺（脊髄損傷）
- NX　検査不能（意識障害や鎮静下などによる）

修飾因子
- M1　後方の関節包靱帯複合体の不全損傷（完全に断裂していない場合のみ）
- M2　脊髄圧迫が問題となる程の椎間板ヘルニア
- M3　強直性／代謝性骨疾患（例：DISH, AS, OPLL, OLF）
- M4　椎骨動脈損傷

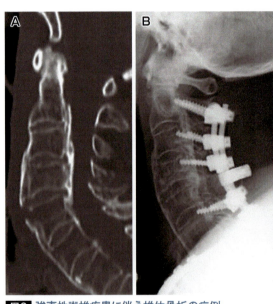
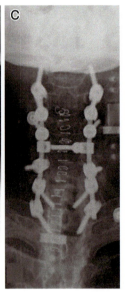

図6 強直性脊椎疾患に伴う椎体骨折の症例
A：術前CT像，B：術後X線側面像，C：正面像．
多椎間固定が必要となる．

引用・参考文献

1) Allen BL. et al. A mechanistic classification of closed, indirect fractures and dislocations of the lower cervical spine. Spine. 7 (1), 1982, 1-27.

2) 須田浩太. 脊椎・脊髄損傷Ⅱ 脊椎・脊髄損傷に対する手術治療. ペインクリニック. 30 (6), 2009, 745-57.

3) 須田浩太ほか. 重度頚椎後縦靱帯骨化症と外傷との関連：予防手術の是非. 臨整外. 47 (5), 2012, 421-4.

4) Abumi K. et al. Transpedicular screw fixation for traumatic lesions of the middle and lower cervical spine：description of the techniques and preliminary report. J Spinal Disord. 7 (1), 1994, 19-28.

5) Abumi K. et al. One-stage posterior decompression and reconstruction of the cervical spine by using pedicle screw fixation systems. J Neurosurg. 90 (1 Suppl), 1999, 19-26.

6) 鐙邦芳. 診断・治療・リハビリテーションの最前線Ⅲ 損傷脊椎・脊髄に対する治療4：頚椎・頚髄損傷の手術療法：後方再建. 脊椎脊髄ジャーナル. 16 (4), 2003, 360-6.

7) Abumi K. et al. Reconstruction of the subaxial cervical spine using pedicle screw instrumentation. Spine. 37 (5), 2012, E349-56.

8) Vaccaro AR. et al. The subaxial cervical spine injury classification system：a novel approach to recognize the importance of morphology, neurology, and integrity of the disco-ligamentous complex. Spine. 32 (21), 2007, 2365-74.

9) Vaccaro AR. et al. AOSpine subaxial cervical spine injury classification system. Eur Spine J. 25 (7), 2016, 2173-84.

10) 須田浩太ほか. 強直性脊椎骨増殖症に合併した脊椎・脊髄損傷：頚椎および頚胸椎移行部. 脊椎脊髄ジャーナル. 24 (3), 2011, 205-10.

3 下位頚椎損傷の治療

2）下位頚椎損傷における保存的治療
：ハローベストを中心に

久田雄一郎 Yuichiro Hisada ▌ 北海道せき損センター整形外科副部長
須田浩太 Kota Suda ▌ 北海道せき損センター副院長
松本聡子 Satoko Matsumoto Harmon ▌ 北海道せき損センター整形外科第2部長

小松 幹 Miki Komatsu ▌ 北海道せき損センター整形外科第4部長
尾崎正大 Masahiro Ozaki ▌ 北海道せき損センター整形外科副部長
原谷健太郎 Kentaro Haraya ▌ 北海道せき損センター整形外科

はじめに

　手術技術やインストゥルメンテーションの進歩により，迅速で的確な手術が可能となり不安定損傷に対する保存的治療は激減した．また，低侵襲手術が可能となり，従前では不可能であったハイリスク症例への手術治療も可能となりつつある．それでもなお手術が不可能な症例は存在し，特に不安定損傷ではいかに安全に，よりよく治すかが至上命題となる．外固定としてはハローベストが最強だが，上位頚椎に対する安定性は証明されているものの，下位頚椎に対する固定性は定かではない[1]．下位頚椎損傷であってもハローベストが有効な症例につき、当院における考えを症例とともに供覧する．

ハローベストの適応と限界

　頚椎外固定のなかでもっとも強力なのがハローベストである．Johnson らの報告によると，屈曲伸展および側屈で約4°，回旋で約1°に制動される[2]．ただし，これは生体力学的に安定した健常頚椎の場合であり，不安定損傷ではこの限りではない．下位頚椎損傷に対しハローベストが効果を発揮するのは前方，あるいは後方の安定要素のどちらかが残存している症例であり，逆に前後両方の安定要素が破壊された脊椎外傷（360°損傷）では応力が損傷部に集中し制御が困難であり，体位交換ですら危険な場合が

ある．Allen-Ferguson 分類 の distractive-flexion injury（DF）stage 4, compressive-extension injury（CE）stage 4, stage 5, compressive-flexion injury（CF）stage 5 では十分な固定性は得られない可能性がある．また，強直脊椎の骨折は長管骨骨折に近似しており，ハローベストの固定性を最大限に生かせる脊椎損傷であるが，骨粗鬆症により椎体圧潰が生じ間隙を生じている場合や椎間関節が剪断骨折を起こしている場合は骨折部の「引っかかり」がないため十分な固定性が得られない．

ハローベスト装着の実際

1. 準 備

　あらかじめ頭位および胸囲を測定し，適切なサイズのハローベストを準備する．ハローリングは，頭部とリング間が少なくとも 1 cm 以上確保できるもののなかから最小のリングを選択する．あらかじめヘッドボードを設置し，その上に後方ベストを準備しておく．ピン刺入操作は滅菌で行うため，滅菌手袋や縫合セットを用意する．

2. 手 順

①ハローリングを決定する（頭位測定）．
②ベストサイズを決定する（胸囲測定）．
③後方ベストを設置する（ストレッチャーから設置台への移動）．
④ピン刺入部を決定する（図1）．

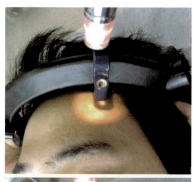
適切な刺入位置を決める．
ネジ穴からライトを当てると，ピン刺入位置が明るく円形に映し出されてわかりやすい．

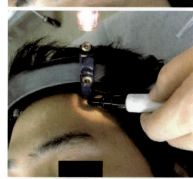
ライトで映し出された明るい円の真ん中に皮膚鉛筆やマジックで印をつける．

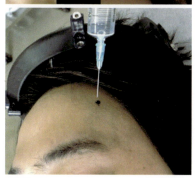
印のところに局所麻酔をして皮膚切開，ピン刺入の順で進める．
写真はリングをいったんずらしているが，そのままで行うこともできる．

図1 ピン刺入部の決定と局所麻酔，皮膚小切開

⑤消毒，刺入部の局所麻酔（皮膚・皮下・骨膜下），皮膚小切開（**図1**）を行う．
⑥前方ピンを皮膚レベルまで進め，自然な状態で閉眼させる．
⑦対側の後方ピンを刺入し，同時にトルクをかける．
⑧同様に残りの前方・後方ピンを刺入し，トルクをかける．
⑨4本のピンにトルクをかけ固定する．
⑩ピンとハローリングをロックナットで固定する．
⑪前方ベストを設置し，後方ベストと連結する．
⑫ハローリングとベストを固定する（左右対称であることを確認する）．
⑬ネジとナットの弛みを再確認する．
⑭X線で固定位置を確認する．

3. ピン刺入部（図2）

1）前方ピン

　解剖学的に，眼窩内側には眼窩上神経，滑車上神経が，外側には耳介側頭神経・側頭筋が存在するため，教科書的には最大頭位部より下方で，眼窩の外側2/3，眼窩上縁より約1 cm上方へ設置と書かれてある．しかし，上眼窩縁から約20～30 mm上方，正中から約25～30 mmまで広範囲に前額洞が存在する例があり，頭部CTによる術前評価は必須である．また，正中から側頭窩までの距離は50～60

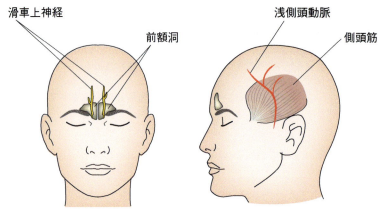

図2 前方ピン刺入時に注意すべき解剖

mmで，それより後方は側頭窩となり皮質骨が薄くなる．Cadaverを使用した骨の厚さは，眼窩の外側2/3，眼窩上縁より約1cm上方が最大で，側頭窩で最小である[3]．また，同部位には側頭筋と浅側頭動脈が存在する．色素沈着や傷跡を目立たせないようにするには，頭髪生え際に近い方がよい．

2）後方ピン

前方ピンと対になるよう，頭頂部から見て4時・8時の位置でかつ耳介先端部より約1cm上方へ設置する．注意すべき神経や筋肉はないが，後頭骨の形に応じてピンと刺入部の角度に留意する[2]．

皮膚や皮下組織がピンと骨に挟まれると疼痛のもととなる．

4. ベスト体幹部

深呼吸や肩すくみ，上肢挙上によりベストが頭側へ動き，同時に頚椎への伸延力がかかるため，ベルトを強く締めすぎない方がよい[4]．不安定損傷では体位交換により損傷部が動かないかX線透視で確認するとよい．体表で強い圧迫がないか確認し，褥瘡を回避する．

合併症

1. 感 染

15〜20％に発生する[4]．ピン刺入部の発赤，腫脹，熱感は毎日チェックする．軽度であれば抗菌薬により軽快することが多い．ただし，排膿例では頭蓋内への感染波及を回避するためCT，MRIにて評価し，違う場所へピンを移動すべきである．

2. ピンの弛み

36〜60％と高率に発生する[5,6]．ピンは必ず弛みが生じるため，刺入後24時間で確認する．抵抗がない場合は弛みか穿破かを確認する．トルクピンの場合，増し締めを繰り返すと頭蓋内穿破につながるので避けた方がよい．

3. 頭蓋骨穿破，髄液漏

比較的まれ．頭痛，吐き気，視力障害，漿液流出などを認めた場合CT検査を行う．硬膜損傷時にはギャッチアップして頭蓋内圧を下げ，異なる場所へのピン挿入を行い，古いピンを抜去する．硬膜損傷は4〜5日で修復されるが，髄液漏，血腫，感染を合併した場合，外科的処置が必要となることもある[7]．

4. 固定肢位不良

屈曲位固定は嚥下・呼吸困難，伸展位固定は前方注視障害や嚥下困難を引き起こす．

5. ベストによる褥瘡

4〜11％に発生する．背部に多く，体幹の感覚麻痺を有する患者に多い．清拭や体位交換を頻回行い，ベスト部のパッドが適切な位置にあることを確認する．

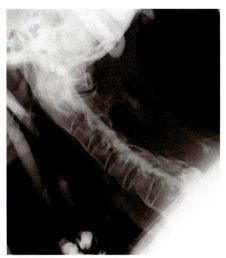

図3 受傷後1ヵ月 X線

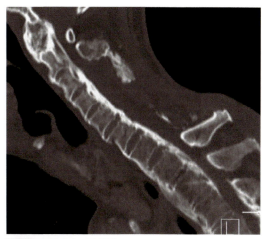

図4 受傷後1ヵ月 CT

6. 開・閉眼困難

ピン刺入時に開眼した状態で固定すると，刺入部の皮膚がピンに引っ張られ閉眼が難しくなる．また，力強く閉眼した状態で固定すると，逆に開眼が困難となる．顔面の筋肉に緊張をつくらず，自然な状態で閉眼させてピンを刺入する．刺入部を外側にすることでも回避できる．

症例提示

強直脊椎における剪断損傷の症例を提示する（図3，図4）．

頸椎後縦靱帯骨化症（頸椎椎弓切除術後），慢性腎不全，低栄養状態であった．

びまん性特発性骨増殖症（diffuse idiopathic skeletal hyperostosis：DISH）により，後頭骨から胸椎まで椎骨が癒合していたが，C7高位で骨折を生じた．過去に椎弓形成術を受けており後方要素が少なく生体力学的に不安定であった．慢性腎不全，低栄養状態があり手術を断念し，ハローベストを選択した．多少の転位は生じたが固定を維持できた．

引用・参考文献

1) Mirza SK. et al. Stabilizing properties of the halo apparatus. Spine. 22 (7), 1997, 727-33.
2) Johnson RM. et al. Cervical orthoses. A study comparing their effectiveness in restricting cervical motion in normal subjects. J Bone Joint Surg Am. 59 (3), 1977, 332-9.
3) Voor MJ. et al. Halo pin loosening：a biomechanical comparison of experimental and conventional designs. J Biomech. 31 (4), 1998, 397-400.
4) Garfin SR. et al. Complications in the use of the halo fixation device. J Bone Joint Surg Am. 68 (3), 1986, 320-5.
5) Lind B. et al. Forces and motions across the neck in patients treated with halo-vest. Spine. 13 (2), 1988, 162-7.
6) Fleming BC. et al. Pin loosening in the halo-vest orthosis：a biomechanical study. Spine. 25 (11), 2000, 1325-31.
7) Garfin SR. et al. Subdural abscess associated with halo-pin traction. J Bone Joint Surg Am. 70 (9), 1988, 1338-40.

3 下位頚椎損傷の治療

3）下位頚椎脱臼骨折の術式選択

尾崎正大 Masahiro Ozaki | 北海道せき損センター整形外科副部長
須田浩太 Kota Suda | 北海道せき損センター副院長
松本聡子 Satoko Matsumoto Harmon | 北海道せき損センター整形外科第2部長
小松 幹 Miki Komatsu | 北海道せき損センター整形外科第4部長
久田雄一郎 Yuichiro Hisada | 北海道せき損センター整形外科副部長
原谷健太郎 Kentaro Haraya | 北海道せき損センター整形外科

はじめに

頚椎脱臼骨折に対する早期手術の重要性については論を俟たない．神経圧迫を解除し必要十分な安定性を得ることが早期リハビリテーション，ADL獲得，社会復帰へとつながる．したがって，術式選択には，損傷型と重症度を迅速に評価する必要がある．本稿では，当院で行っている下位頚椎脱臼骨折の術式選択について概説する．

リスク評価

外傷性頚椎脱臼における椎骨動脈損傷の発生率は40～44%で[1,2]，致死性脳梗塞の原因となることも報告されており，MRAあるいはCTAによる椎骨動脈の評価は必須である．MRAでの椎骨動脈損傷の検出については，特異度が97%であったのに対し，感度が47%であったとの報告もある[1]．非侵襲的である一方で解離性病変の検出が見落とされやすいとされており[1]，腎機能障害や造影剤に対してアレルギーのない患者では，可能な限りCTAによる評価が望ましい．「米国頚椎・頚髄損傷急性期ガイドライン」(Guidelines for the Management of Acute Cervical Spine and Spinal Cord Injury) においても，MRAの推奨度がlevel IIIであるのに対し，CTAの推奨度はlevel Iとなっている[3]．

また，Willis動脈輪が保たれているのは健常人の約半数に過ぎない．したがって，手術で椎弓根スクリューを刺入する際には，内頚動脈から後交通動脈を通じて脳底動脈に達する血流の有無についても確認しなければならない[4]（図1）．Sustićらは，前方

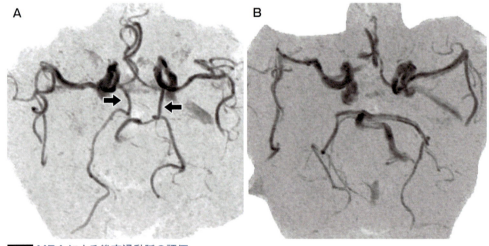

図1 MRAによる後交通動脈の評価
A：両側の後交通動脈（矢印）を有する例．後交通動脈は内頚動脈由来の血流と椎骨動脈由来の血流を連絡する．
B：両側の後交通動脈を欠損する例．椎骨動脈の評価を行ったうえで，椎弓根スクリュー刺入の可否を決定する．

固定術後に気管切開を施行した患者の25％で術後感染を認めたと報告している[5]．C5 AIS A以上の麻痺と骨傷が合併した場合には，気管切開による呼吸管理を要する可能性が高くなる．感染を回避するためには前方インプラントを使用せず，後方インストゥルメンテーションかハローベストによる固定を考慮する．ケージも含めた前方インプラントを使用する場合には，1週間程度おいてから気管切開を行うとよい[6]．また，気管切開後に前方手術を行う必要がある場合には，皮切や展開に留意する[7]．

術式選択の実際

1. 損傷型と重症度

損傷型は損傷外力のベクトルと頚椎肢位によって決定される（図2）[8]．AO分類やSLIC Scaleなどの分類もあるが，Allen-Ferguson分類がわかりやすい（表1）[9]．

損傷型は椎体破裂骨折タイプ〔前方要素の損傷が著明：compressive-flexion injury（CF），vertical-compression injury（VC）〕と脱臼骨折タイプ〔前後方の双方の安定要素が破壊：distractive-flexion injury（DF），compressive-extension injury（CE），distractive-extension injury（DE）〕の2つのタイプに大別できる．椎体破裂骨折タイプでは前方再建を，脱臼骨折タイプでは後方脱臼整復固定を基本的な方針とするのが一般的であるが，頚椎椎弓根スクリュー（cervical pedicle screw：CPS）を用いることで，椎体破裂骨折であっても後方単独再建が可能な症例もある[10]．

2. 椎体破裂骨折タイプ（CF，VC）の治療法（表2）

CF stage 1〜2，VC stage 1は神経障害がなければ保存的治療とするが，神経障害や後弯変形が著しい症例では相応の不安定性があると判断して，手術あるいは外固定を考慮する．

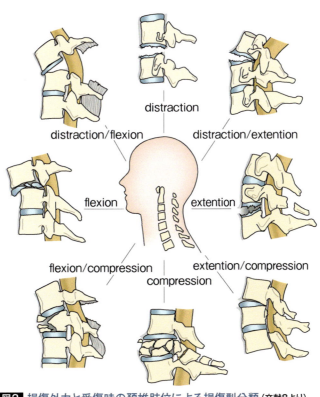

図2 損傷外力と受傷時の頚椎肢位による損傷型分類（文献8より）

CF stage 3，VC stage 2は脊髄圧迫，後弯変形，不安定性の程度により手術を考慮する．

CF stage 4〜5，VC stage 3では脊柱管に嵌入している破裂椎体の除去と前方固定が基本方針である．しかしながら呼吸障害が強く，気管切開による呼吸管理を必要とすることが予想される場合には，術後感染を避けるため前方インプラントは使用せず，後方インストゥルメンテーションを追加する．また，破裂椎体が左右それぞれの外側塊と椎弓根により連続性が保たれ，第三骨片を伴わないような症例では，椎弓根スクリューを用いることで後方単独からのアプローチで整復固定が可能である．通常，2椎間固定を必要とする（図3）[11]．中間椎にスクリューを刺入せず，上下の椎弓根スクリュー間に過

表1 Allen-Ferguson 分類（文献9より）

compressive-flexion injury（CF）＝圧縮力＋屈曲位
　CF stage 1：軽度の椎体楔状圧迫骨折（椎体前縁の鈍化）.
　CF stage 2：中程度の椎体楔状圧迫骨折（前方椎体高の減少）.
　CF stage 3：明らかな椎体骨折. 骨折線が生じ遊離骨片（flexion tear drop）を形成.
　CF stage 4：3 mm 未満の後方すべり. 後方の DLC も破綻している場合がある.
　CF stage 5：3 mm 以上の後方すべり. 必ず後方の DLC も破綻している.

vertical-compression injury（VC）＝圧縮力＋中間位
　VC stage 1：上下の椎体終板のうち片方のみの終板骨折.
　VC stage 2：上下両側の椎体終板骨折（骨片転位が少ない）.
　VC stage 3：上下両側の椎体終板骨折（骨片転位が明らか）.

distractive-flexion injury（DF）＝伸延力＋屈曲位
　DF stage 1：DLC 損傷. 亜脱臼か自然整復されたものを含む.
　DF stage 2：片側椎間関節脱臼. 棘突起骨折や椎弓根骨折を伴うこともある.
　DF stage 3：両側椎間関節脱臼. 椎体の転位が 50％ 未満.
　DF stage 4：両側椎間関節脱臼. 椎体の転位が 50％ 以上. 極めて不安定.

compressive-extension injury（CE）＝圧縮力＋伸展位
　CE stage 1：片側後方要素損傷. 回旋剪断力による不安定性の強い損傷も含まれる.
　CE stage 2：（stage 1 に加え）両側椎弓骨折. 多椎間にまたがることもある.
　CE stage 3：両側後方要素（椎間関節もしくは椎弓根）の損傷にもかかわらず椎体
　　　　　　　の転位がない（理論上のみの分類とされる）.
　CE stage 4：両側後方要素損傷で椎体の不完全転位.
　CE stage 5：両側後方要素損傷で椎体の完全（100％）転位.

distractive-extension injury（DE）＝伸延力＋伸展位
　DE stage 1：前方靭帯断裂・椎間板損傷・椎体前方の剥離骨折を伴ってもよい. 後
　　　　　　　方転位を伴わない.
　DE stage 2：stage 1 に加え後方転位を伴う. 後方の DLC も破綻している場合が多い.

表2 椎体破裂骨折タイプの治療法

	前方 AF（plate）	後方 wiring	LMS	CPS
CF1・2	—	—	—	—
CF3	○[*]	×	△[***]	○[*]
CF4・5	○[**]	×	△[***]	○[**]
VC2	○[*]	×	△[***]	○[*]
VC3	○[**]	×	△[***]	○[**]

[*]不安定性や神経障害の程度による.
[**]症例に応じて前方か後方を追加.
[***]症例に応じて多椎アンカー.

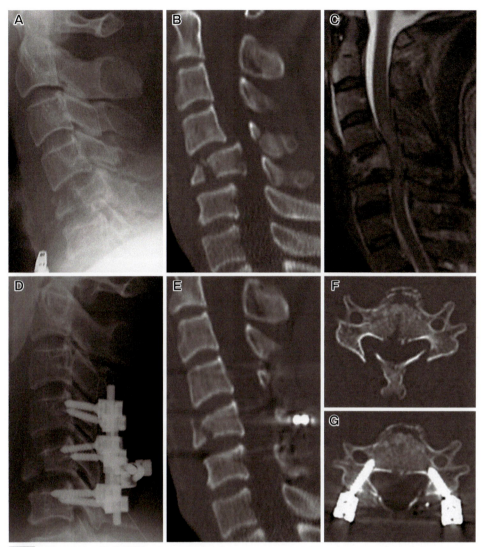

図3 VC stage 3 の症例
後方アプローチでも，中間椎にスクリューを刺入し，前方へ押し出すように整復する．

度の伸延力をかけると，スクリューの破損や弛みにつながるため注意する．外側塊スクリュー（lateral mass screw：LMS）の場合は多椎アンカーを要することもある．

3. 脱臼骨折タイプ（DF, CE, DE）の治療法（表3）

DF stage 1 は神経障害がなければ保存的治療とする．

DF stage 2～3 で早期手術が不可能な場合には，頭蓋直達牽引による整復を行うが，整復困難な症例では手術治療を選択する（図4）．整復によって椎間板ヘルニアが脊柱管内へ突出して麻痺増悪を引き起こすことがあるため，整復後は MRI で確認し，前方除圧固定の要否を検討する．ワイヤリングの際は椎間圧縮力がかからないよう注意する．椎弓根スクリューは伸延力を負荷できるので，椎間板ヘルニアを予防できる可能性が高まる．

DF stage 4 は椎間不安定性が強く，脱臼椎間が伸延されるため，頭蓋直達牽引は適さない．ワイヤリングや LMS の場合は多椎間固定を要する．

CE stage 1 は不安定性が軽度であるため，固定法はいずれでも問題はないが，まれに不安定な剪断損傷が混在しているので注意されたい．

表3 脱臼骨折タイプの治療法

	前方 AF (plate)	後方 wiring	LMS	CPS
DF1	—	—	—	—
DF2・3	△	○*	○	○
DF4	×	△	○**	○
CE1	○	○	○	○
CE2・3	△	△	○	○
CE4・5	×	×	○**	○
DE1	—	—	—	—
DE2	○	△	○**	○

*椎間板ヘルニアでは前方除圧固定を追加.
**症例に応じて多椎アンカー.

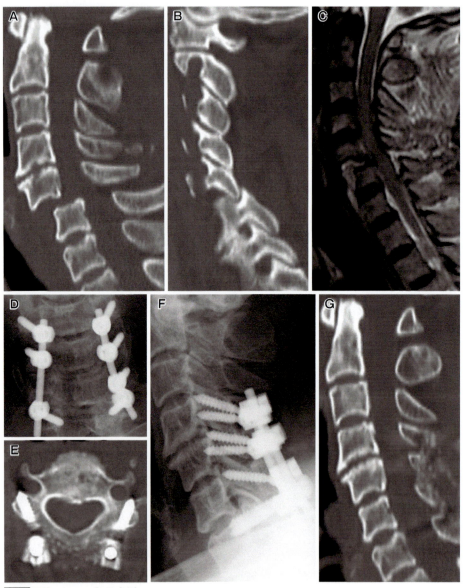

図4 DF stage 3 の症例
C6右外側塊に骨折を認めたため，C6は左のみLMSを刺入し，多椎間固定とした．

CE stage 2～3では両側後方要素損傷のため，ワイヤリングでは固定困難で椎弓根スクリューあるいはLMSを要する．2椎間固定となることが多い．

CE stage 4～5では後方要素と椎体が分離しているため，椎弓根スクリューによる固定が適している．LMSによる固定の場合には，多椎間固定を要する．

DE stage 1は過伸展損傷や非骨傷性頚髄損傷で認められるが，不安定性が軽度であるため，神経障害がなければ保存的治療とする．

DE stage 2は関節包の損傷を伴うため，固定術を要する．前方固定でも後方固定でもかまわないが，後縦靱帯骨化症（ossification of posterior longitudinal ligament：OPLL）や脊柱管狭窄など多椎間除圧を必要とする症例では後方アプローチによる除圧固定が容易である．

引用・参考文献

1) Miller PR. et al. Prospective screening for blunt cerebrovascular injuries：analysis of diagnostic modalities and outcomes. Ann Surg. 236 (3), 2002, 393-5.

2) Vaccaro AR. et al. Long-term evaluation of vertebral artery injuries following cervical spine trauma using magnetic resonance angiography. Spine. 23 (7), 1998, 789-94.

3) Harrigan MR. et al. Management of vertebral artery injuries following non-penetrating cervical trauma. Neurosurgery. 72 (Suppl 2), 2013, 234-43.

4) Taneichi H. et al. Traumatically induced vertebral artery occlusion associated with cervical spine injuries：prospective study using magnetic resonance angiography. Spine. 30 (17), 2005, 1955-62.

5) Sustić A. et al. Surgical tracheostomy versus percutaneous dilational tracheostomy in patients with anterior cervical spine fixation：preliminary report. Spine. 27 (17), 2002, 1942-5.

6) O'Keeffe T. et al. Tracheostomy after anterior cervical spine fixation. J Trauma. 57 (4), 2004, 855-60.

7) Northrup BE. et al. Occurrence of infection in anterior cervical fusion for spinal cord injury after tracheostomy. Spine. 20 (22), 1995, 2449-53.

8) Chapman JR. et al. "Cervical Spine Trauma". The Adult Spine：Principles and Practice. 2nd ed. Philadelphia, Lippincott-Raven, 1997, 1245-91.

9) Allen BL. Jr. et al. A mechanistic classification of closed, indirect fractures and dislocations of the lower cervical spine. Spine. 7 (1), 1982, 1-27.

10) 鐙邦芳. 診断・治療・リハビリテーションの最前線Ⅲ 損傷脊椎・脊髄に対する治療4：頚椎・頚髄損傷の手術療法：後方再建. 脊椎脊髄ジャーナル. 16 (4), 2003, 360-6.

11) 須田浩太ほか. 頚椎インストゥルメンテーション：頚椎損傷. 関節外科. 27 (7), 2008, 930-6.

3 下位頚椎損傷の治療

4) 下位頚椎脱臼骨折の手術の実際
① 前方からの整復固定

小松 幹 Miki Komatsu ┃ 北海道せき損センター整形外科第4部長
須田浩太 Kota Suda ┃ 北海道せき損センター副院長
松本聡子 Satoko Matsumoto Harmon ┃ 北海道せき損センター整形外科第2部長

久田雄一郎 Yuichiro Hisada ┃ 北海道せき損センター整形外科副部長
尾崎正大 Masahiro Ozaki ┃ 北海道せき損センター整形外科副部長
原谷健太郎 Kentaro Haraya ┃ 北海道せき損センター整形外科

はじめに

　頚椎不安定型損傷は前後両安定要素の損傷である脱臼骨折タイプと，前方要素の損傷が主である椎体破裂骨折タイプに大別できる[1]．Allenらは，破壊された頚椎の構成要素をX線像から推定し，受傷時の外力のベクトル方向と頚椎動態を併記し，これを損傷程度により細分した分類を報告した[2]．詳細は2章3-1)〔p.72，73〕を参照いただきたい．Allen-Ferguson分類でいえばdistractive-extension inju-ry(DE)，distractive-flexion injury(DF)，compres-sive-extension injury (CE) が脱臼骨折タイプ，compressive-flexion injury(CF)，vertical-compres-sion injury (VC) が椎体破裂骨折タイプ

に属する．前方支柱の支持性が失われるのはCF stage 3以上，VC stage 2以上，lateral-flexion injury (LF) stage 1, 2である．これらのうちCF stage 4以上，VC stage 3，LF stage 2は多くの場合，椎間関節や関節包—靱帯複合体(capsuloligamentous complex) を中心とした後方要素の損傷も伴っているため，後方固定も必要となるので前後合併手術が選択されるのが一般的であろう．前方固定術単独で治療すべき病態はCF stage 3，VC stage 2，LF stage 1に絞られる（**表1**）．

　なお，頚椎椎弓根スクリュー(cervical pedicle screw：CPS) 固定法の出現によりこれらであっても後方単独再建が可能となってきたため[3-6]，前方固定術単独で治療する機会は減少している．診断や

表1 椎体破裂骨折タイプの不安定性の主座からみた手術治療法

損傷型	stage	前方支柱支持性	後方要素の安定性	手術法		
				前方単独	後方単独	前後合併
CF	stage 1	○	○	保存	保存	保存
	stage 2	△～○	○	保存 (or ○)	保存 (or ○)	保存
	stage 3	×～△	△～○	◎	○	△
	stage 4	×	△	△	○	○
	stage 5	×	×	×～△	○	○
VC	stage 1	○	○	保存	保存	保存
	stage 2	×～△	△～○	◎	○	△
	stage 3	×	×	×～△	○	○
LF	stage 1	△	△	○	○	△
	stage 2	×	×	×～△	○	○

後療法，術後経過については他の頚髄損傷と何ら変わりないので，本稿では特に手術手技を中心に解説する．

症例提示

症例1

Allen-Ferguson分類C6-7 CF stage 4の症例（図1）．右側のC6/7椎間関節の亜脱臼とC6左下関節突起骨折があり，AOSpine subaxial cervical spine injury classification system（AOSpine-SLIC）[7]〔2章3-1），p.76を参照〕ではC6-7：C（C6：A2），（F4，F2，N3）であった．後方要素の損傷もあったが，プレートを用いた前方固定術で強固な固定性が得られたため，後方固定術の追加を要さなかった．

症例2

Allen-Ferguson分類C5-6 CF stage 3の症例（図2）．両側のC5/6椎間関節の亜脱臼と関節包—靱帯複合体損傷，両側椎弓と棘突起の骨折があり，

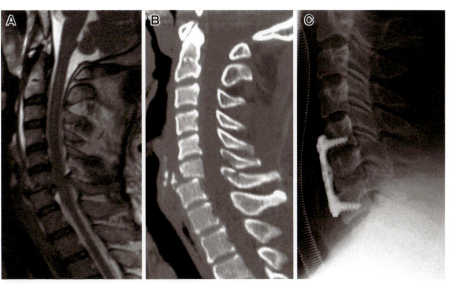

図1 症例1（Allen-Ferguson分類C6-7 CF stage 4）
A：術前MRI T2強調画像，B：術前CT像，C：術後X線像．

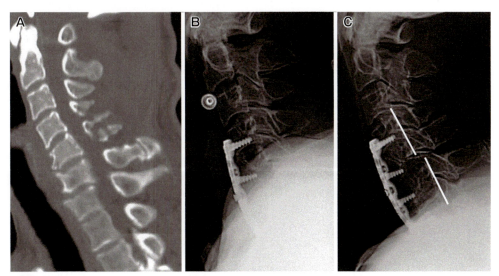

図2 症例2（Allen-Ferguson分類C5-6 CF stage 3）
A：術前CT像，B：術後1週X線像，C：術後2ヵ月時のX線像．白線は椎体後壁を示している．

AOSpine-SLICではC5-6：B2（C5：A1），（BL F4, N4）であった．すなわち前方支柱の損傷よりも後方要素の破綻が著しい症例であったが，CF stage 3の原則に則って前方固定術が選択された．経時的に再脱臼位となるよう変位してきたため，床上安静期間を長くすることを余儀なくされた．幸い亜脱臼位で骨癒合が得られ事なきを得ている．CF stage 3であっても，後方要素の破壊が強ければ前後合併手術を選択すべき場合があることが示唆される．

術前評価と後療法

そもそも術前から後咽頭腔の血腫や腫脹が著明で，手術侵襲が加わることでさらに気道閉塞のリスクが高まる．そのため一時的な人工呼吸器管理が必要となる場合が多く，術後に人工呼吸器管理ができる環境とインフォームドコンセントが必要である．麻痺重症度に比例して呼吸障害は重篤となるが，気管切開が予測される場合は感染を避けるため前方プレートやケージを使用しない方が無難である．やむを得ず前方インストゥルメンテーション後に気管切開が必要になってしまった場合には，術後2週以降に気管切開を行うのがよい．

手術手技

・3椎間固定までは皮膚皺線に沿った横切開で十分

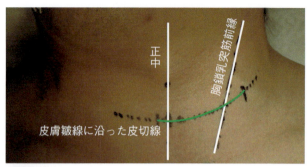

図3 皮切

である（図3）．

・正中よりわずかに反対側へ越えたところから始まり，胸鎖乳突筋前縁を1cmほど越える計5cm程度の皮切で十分な視野が得られる．

> **ピットフォール**
> 変性疾患に対する頚椎前方固定術では背中に枕を入れ，頚椎をやや伸展位で行うことが多いが，脊髄損傷の場合は過度の伸展位は危険である．たとえCFのような屈曲損傷であったとしても後方要素の破綻に伴い，伸展位でさらに脊髄圧迫が強まることが多い．ワーキングスペースが犠牲になったとしても安易に伸展位の体位をとってはならず，医原性の二次損傷をつくってはならない．

・皮下を剥離すると横切開でも広頚筋の走行が上下左右に広く確認できる（図4）．
・広頚筋下に胸鎖乳突筋前縁を触れ，同部位で広頚筋を鈍的に割いて深層へ進入する．
・胸鎖乳突筋の内側から背面のスペースには疎な結合組織しか存在しないため，指やツッペル鉗子な

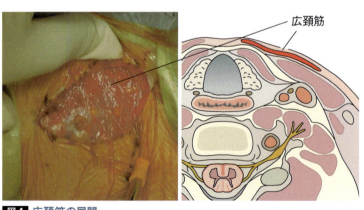

図4 広頚筋の展開

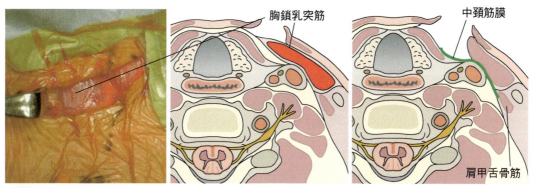

図5 胸鎖乳突筋の展開

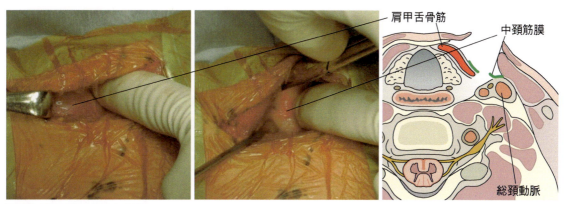

図6 中頸筋膜の同定と切開

どで鈍的に容易に展開可能である（図5）.
・胸骨舌骨筋筋膜から肩甲舌骨筋筋膜へ至る中頸筋膜は，頸椎前方の展開において唯一硬い膜であり，メッツェンなどを用いて鋭的に切開しなければならない層である.
・中頸筋膜は頸動脈鞘を裏打ちするように存在しているため，切開の際には必ず反対の指で頸動脈鞘を十分に外側にレトラクトしつつ，拍動を感じながら肩甲舌骨筋後縁で切開していかねばならない（図6）.

手術のコツ
　十分な視野を得るためには，中頸筋膜を頭尾側に広く切開しよう．中頸筋膜を切開すると甲状腺を灌流する動静脈が視野を横切ることがあるが，結紮切離もしくは焼灼切離してかまわない.

・中頸筋を切開して深層へ進むと，すぐに椎体前面と頸長筋を触れる（図7）.
・椎体前面は硬く，椎間板の凹凸がはっきりと触れる.
・頸長筋は凸凹が少なくやや軟らかい.
・椎間板にカテラン針を刺し術中コントロール写真でレベルを確認する.
・左右にはトリムライン開創器を頸長筋と椎体の間に引っかけるように設置する.
・上下にはCasper開創器を設置する.
・Casper開創器のピンをそれぞれ隣接椎の椎体終板に平行に刺入すれば，Casper開創器をかけて開大力をかけるだけで整復される（図8）.
・当院では，以後の操作を顕微鏡下に行っている.

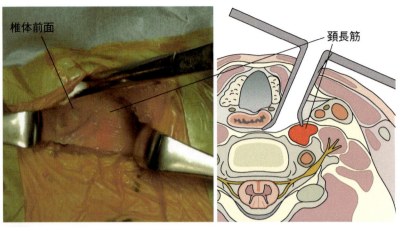

図7 椎体と頚長筋およびレベルの確認

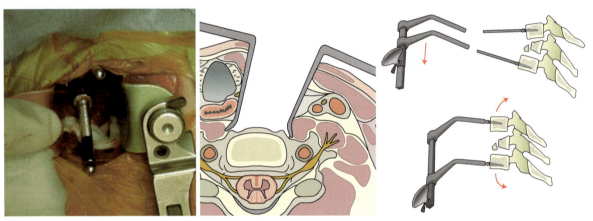

図8 開創器の設置と整復

手術のコツ

正中側のトリムラインは食道もレトラクトするが，食道は柔軟なためブレードの脇から視野にはみ出しやすい．筆者らは食道を保護するため，トリムラインのブレードと食道の間にベンシーツを挟んで不意に食道を傷つけないよう保護している．

ピットフォール

後方要素損傷が著しい場合や椎間関節が脱臼している場合は，この手技では整復が困難なことがある．椎間関節脱臼のときは術前に牽引整復が可能であれば問題ないが，そうでない場合はどちらの場合も後方固定術を先んじて行う方が整復位をとりやすい．

・破裂椎体を髄核鉗子やリウエル鉗子などで切除し，隣接椎の椎体終板をダイアモンドバーなどで掘削し，移植母床を作成する（図9）．

・隣接椎の椎体後壁に骨堤を残しておくとよい．
・腸骨を移植し，前方プレートを設置する（図10）．

おわりに

CPSの登場により後方から強固な矯正固定が可能となり，頚椎・頚髄損傷に対して前方固定術単独が選択される機会は激減している．前方法，後方法ともに長所，短所があり，例えば前方固定術では2椎間固定となる場合がほとんどであるが，CPSを用いた後方固定では1椎間固定で済む場合も多い．一方で，遊離骨片を有する損傷において，脊柱管クリアランスに関して後方法は前方法には及ばない．

脊椎・脊髄損傷の治療目的は，①脊髄圧迫の除去と二次損傷の回避，②遺残変形の予防，③脊柱支持

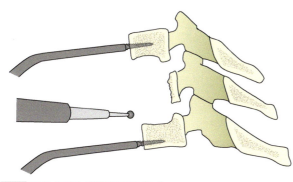

図9 椎体切除と移植母床の作成

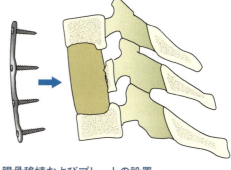

図10 腸骨移植およびプレートの設置

性の獲得に集約される．これらができるだけ早急に確実に達成されるのであれば，進入経路は前方でも後方でもかまわないし，仮に同じ成果が得られるのであれば，最後はそれぞれの術式に対する術者の習熟度で選んでも何ら問題ないだろう．しかし理想的には前方法，後方法のどちらにも精通し，臨機応変に使えるようにしておきたいところである．

引用・参考文献

1) 須田浩太. 脊椎・脊髄損傷Ⅱ 脊椎・脊髄損傷に対する手術治療. ペインクリニック. 30(6), 2009, 745-57.
2) Allen BL. et al. A mechanistic classification of closed, indirect fractures and dislocations of the lower cervical spine. Spine. 7(1), 1982, 1-27.
3) Abumi K. et al. Transpedicular screw fixation for traumatic lesions of the middle and lower cervical spine: description of the techniques and preliminary report. J Spinal Disord. 7(1), 1994, 19-28.
4) Abumi K. et al. One-stage posterior decompression and reconstruction of the cervical spine by using pedicle screw fixation systems. JNeurosurg. 90(1 Suppl), 1999, 19-26.
5) 鐙邦芳. 診断・治療・リハビリテーションの最前線Ⅲ 損傷脊椎・脊髄に対する治療4：頚椎・頚髄損傷の手術療法：後方再建. 脊椎脊髄ジャーナル. 16(4), 2003, 360-6.
6) Abumi K. et al. Reconstruction of the subaxial cervical spine using pedicle screw instrumentation. Spine. 37(5), 2012, E349-56.
7) Vaccaro. AR. et al. AOSpine subaxial cervical spine injury classification system. Eur Spine J. 25(7), 2016, 2173-84.

3 下位頚椎損傷の治療

4）下位頚椎脱臼骨折の手術の実際
②後方からの整復固定

須田浩太 Kota Suda ┃ 北海道せき損センター副院長
小松 幹 Miki Komatsu ┃ 北海道せき損センター整形外科第4部長
尾崎正大 Masahiro Ozaki ┃ 北海道せき損センター整形外科副部長

松本聡子 Satoko Matsumoto Harmon ┃ 北海道せき損センター整形外科第2部長
久田雄一郎 Yuichiro Hisada ┃ 北海道せき損センター整形外科副部長
原谷健太郎 Kentaro Haraya ┃ 北海道せき損センター整形外科

　頚椎損傷は，①脱臼型（後方損傷）と，②椎体破裂型（前方損傷）の2つに分類できる．脱臼型では後方整復固定を行い，椎体破裂型では前方再建が基本となる．Allen-Ferguson分類におけるdistractive-flexion injury（DF），compressive-extension injury（CE），distractive-extension injury（DE）が脱臼型であり，後方整復固定が合理的である[1]．

手術の準備

　馬蹄型頭受よりも頭部三点固定器（メイフィールド型頭部固定器など）の方が固定性もよく，アライメントの調整をとりやすい．体位変換の際にはストレッチャーと手術台の位置を合わせ，損傷部に伸展や回旋が加わらないよう注意する．軽い牽引を意識しつつ，軽度前屈位が安全である．Hall frameでも体幹マットでもかまわないが，当院ではマットが多い．軽度前屈位で頭部三点固定器を固定し，肩を絆創膏などを用いて牽引する．頚椎アライメントは頭と体幹の位置関係で決まるため，どんなに顎を引く格好をつくってもアライメントは変わらない（図1A，B）．頭を背側へ持ち上げると後屈，腹側へ下げれば前屈となる（図1C）．後屈では関節の嵌頓が強まり整復しづらくなるばかりか，脱臼部位での神経絞扼が強まる可能性がある．中間位〜軽度前屈を心がけて頭の位置を決めることが大切である．次

に絆創膏を複数回重ね，手術台に固定し，最低でもC6椎弓根を確認できるように配慮する．その後いったん，頭部三点固定器を外して脱臼整復を試みる．力による整復は禁忌であり，整復できなければ軽度前屈位のまま再固定する．剃毛を行い，アルコール清拭をする．

> **p o i n t**
> **頭の位置が大切**
> 　顎を引いて顔面が下を向くような肢位にしても，頚椎は前屈位とはならない！　なぜならば，頚椎のアライメントは頭と体幹の位置関係で決まるからである．

術野の展開

　頚椎椎弓根スクリュー（cervical pedicle screw：CPS）ではC2尾側からC7頭側までの項靱帯，項筋まで展開すると角度をつくりやすくなる．椎間関節外側の変曲点まで展開し，外側塊の形状や大きさを把握しやすくする．外側の展開が不足すると嵌頓部がわからず苦労することが多い．ゲルピー開創器，あるいは白石式開創器を利用すると深部外側が確認しやすくなる．CEで，後方要素が遊離している場合は摘出する．椎弓頭側が脱臼椎に連続しながら脊髄を圧迫している症例では，整復前に切除する．

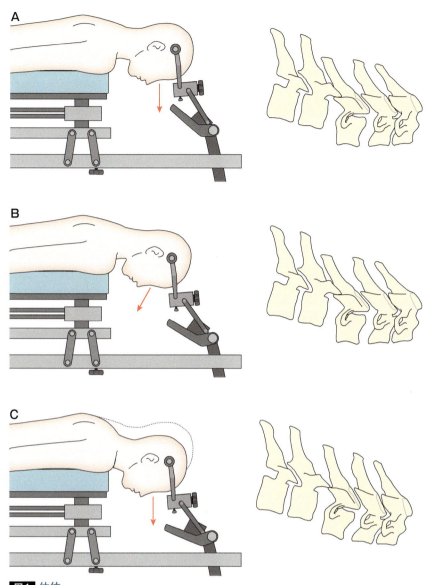

図1 体位
A，B：顎を引いただけだと前屈しているように見えるが，実際には前屈していないので注意を要する．
C：体幹に対して頭部を前方（床側）へ移動しない限り，頚部は前屈しない．

脱臼整復の基本

　整復阻害因子は，①椎間関節，②骨折部，③椎体の3パターンがあるので術前に把握しておく．DFでは①が主となるが，CEでは①～③まですべて可能性がある．骨把持鉗子で頭尾側の棘突起・椎弓を把持し，牽引をかけて整復の可否を確かめる（図2A，B）．整復できない場合は頭部三点固定器を術者か助手が覆布の上から把持し，他の医師に覆布の下へもぐってもらって，ジョイントをいったん弛めてもらい，頭部三点固定器を屈曲方向へ牽引する．同時に骨把持鉗子や神経ベラで整復を試みる．屈曲方向，すなわちポイントで述べたように少し頭を床へ下げる方向へ牽引すると，関節の嵌頓が弱まり整復しやすくなる．

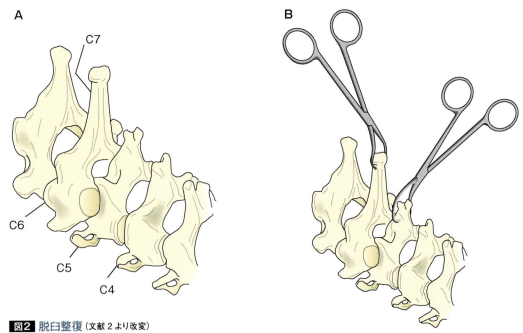

図2 脱臼整復（文献2より改変）
A：C6に対してC5が前方へ脱臼しているが，図1で説明したように中間位だと脱臼整復が困難である．
B：頭部三点固定を弛め，頭部を前方（床側）へ移動させることにより嵌頓が弛むので，その後に骨把持鉗子で整復を試みる．

point
整復できないのは肢位が悪いからかもしれない．頭部三点固定器をいったん弛め，屈曲方向へ調整すると整復が容易となる．

アライメントの調整

整復直後は亜脱臼，後弯などのアライメント異常が残存することが多い．これらは頭部三点固定器の位置を調整することによってアライメントがよくなる．DFでは整復後の椎間板ヘルニアに配慮して伸延力をかける．インストゥルメントに頼った整復はインプラントの弛み・破損の原因になるので避ける．インストゥルメンテーション前に自然なアライメントを頭部三点固定器により確保しておく（図3）．

point
インストゥルメンテーションに頼ってアライメントをつくらない．

インストゥルメンテーションのアンカー

CPSあるいは外側塊スクリュー（lateral mass screw：LMS）がインストゥルメンテーションを行ううえで便利である〔2章3-3），p.86を参照〕[3]．C7はCPSが主流であるが，まれに椎骨動脈が横突孔内を走行しているのでCTアンギオグラムによる術前評価が望ましい．C6は外側塊が小さいので，骨脆弱性がある症例ではCPSが有利な場合がある．CPS刺入の安全性が担保できない場合は頭側へアンカーを追加する（図4）．椎骨動脈，脳底動脈への側副血行，椎弓根の太さ，角度，硬化の有無，術者の技量を総合的に考えて安全かつ十分なアンカーをとる努力をする[4]．骨脆弱性にもよるが，LMSでも多椎アンカーにすれば同等の固定性を得られる．損傷椎にもアンカーをとれば固定性が増すうえ，アライメント調整が容易になる．軽度の伸延力を付加すると整復後ヘルニアを予防できる可能性がある．しかし，伸延力を強くかけると矯正損失やイン

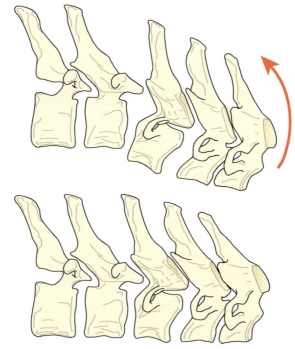

図3 頭部三点固定器によるアライメントの調整（文献2より改変）

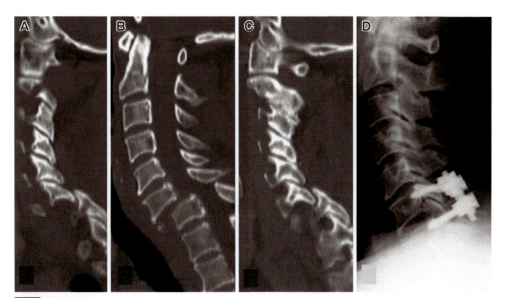

図4 DF stage 4
両側の椎間関節脱臼を認める．stage 4では両側椎間関節のみならず，椎間板や前縦靱帯の断裂も生じて360°全周性に安定要素が破綻しており，非常に不安定な損傷である．前後左右どこにでも脱臼するほどグラグラになっている．CPSならば1椎間固定が可能であるが，LMSならばアンカーを増やす症例も多い．

プラント破損が生じるため軽度の伸延力にとどめる．脊髄の圧迫が高度な症例では椎弓形成・切除を行う（図5）．

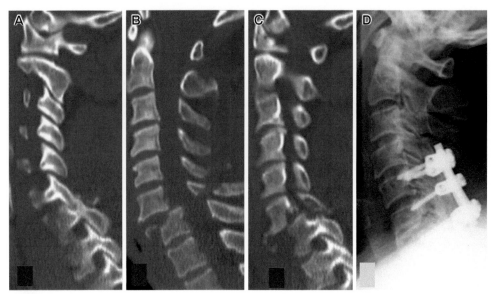

図5 CE stage 4
CE stage 4とstage 5は，DF stage 4と同様に全周性に安定要素が破綻しており不安定性が強い．2椎間損傷となることが多い．椎弓が遊離した症例では完全麻痺を免れる場合もある．下位頚椎で外側塊に骨折が及んでいる場合はCPSを用いるか，あるいはLMSによる多椎アンカーを要する．

引用・参考文献

1) 須田浩太ほか．頚椎脱臼骨折の初期治療：私の治療戦略．整形外科Surgical Technique. 7 (1), 2017, 16-22.
2) 須田浩太．頚椎完全脱臼骨折の整復固定．脊椎脊髄ジャーナル．22 (12), 2009, 1327-32.
3) 須田浩太ほか．脊椎損傷（骨折・脱臼）．関節外科．31 (10), 2012, 1167-77.
4) 鐙邦芳ほか．椎弓根スクリューを用いた損傷頚椎の再建手術．日整会誌．86 (5), 2012, 371-80.

3 下位頚椎損傷の治療

4）下位頚椎脱臼骨折の手術の実際
③前後方からの整復固定が必要なケース

原谷健太郎 Kentaro Haraya ｜ 北海道せき損センター整形外科
須田浩太 Kota Suda ｜ 北海道せき損センター副院長
松本聡子 Satoko Matsumoto Harmon ｜ 北海道せき損センター整形外科第2部長
小松 幹 Miki Komatsu ｜ 北海道せき損センター整形外科第4部長
久田雄一郎 Yuichiro Hisada ｜ 北海道せき損センター整形外科副部長
尾崎正大 Masahiro Ozaki ｜ 北海道せき損センター整形外科副部長

　基本的に前方法が合理的な損傷は椎体破裂骨折タイプであり，Allen-Ferguson 分類で compressive-flexion injury（CF）（表1），vertical-compression injury（VC）（表2）が該当する．そのなかで，CF stage 4，CF stage 5（図1），VC stage 3（図2）の3つは椎体破裂による前方支柱破綻のみならず，椎間関節の脱臼や亜脱臼により不安定性が強く，前方支柱＋前方プレートでは十分な固定性を得られない[1]．一方で椎弓根スクリューや外側塊スクリューはアンカーとして前方プレートよりも優れ，前方支柱＋後方インストゥルメンテーションで強固な固定性を獲得できる[2]．さらに，CF stage 4，CF stage 5，VC stage 3 は下位頚椎に多く，気管切開を要する患者では手術創と気切部が近接して感染のリスクとなるため，前方インプラントを避けた方が無難であり，その場合は自家骨移植＋後方インストゥルメンテーションの組み合わせがベストとなる[3]．

　CF stage 4，CF stage 5 では，先に後方から可及的にアライメントを整えてインストゥルメンテーションを行う．次に，前方欠損部に自家骨移植で前

表1 Allen-Ferguson 分類の compressive-flexion injury（CF）

compressive-flexion injury（CF）＝圧縮力＋屈曲位
　軸圧により椎体は骨折を起こしながら後方すべりを生じる．
　　CF stage 1：軽度の椎体楔状圧迫骨折（椎体前縁の鈍化）．
　　CF stage 2：中程度の椎体楔状圧迫骨折（前方椎体高の減少）．
　　CF stage 3：明らかな椎体骨折（骨折線が生じ，遊離骨片を形成）．
　　CF stage 4：3mm 未満の後方すべり．
　　CF stage 5：3mm 以上の後方すべり．

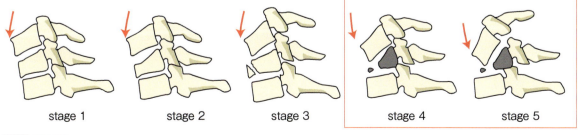

図1 CF のシェーマ
stage 4，5 は前方支柱が破綻している．

表2 Allen-Ferguson 分類の vertical-compression injury（VC）

vertical-compression injury（VC）＝圧縮力＋中間位
　典型的な破裂骨折であるが，CF と受傷機転が近似しており両者を区別できない例もある．
　VC stage 1：上下の椎体終板のうち片方のみの終板骨折．
　VC stage 2：上下両側の椎体終板骨折（骨片転位が少ない）．
　VC stage 3：上下両側の椎体終板骨折（骨片転位が明らか）．

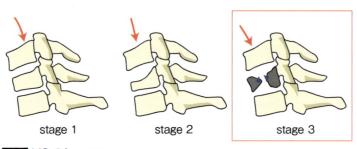

図2 VC のシェーマ
stage 3 は前方支柱が破綻している．

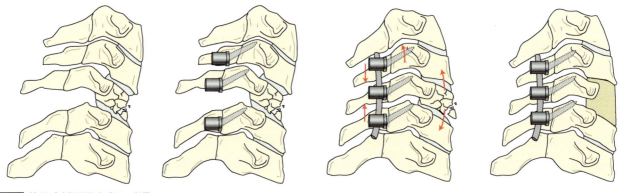

図3 前後方矯正固定術の手順
後方よりアライメントを整えた後に前方支柱再建を行う．

方支柱再建を行う（図3）．前方支柱再建の範囲は，損傷した椎体，椎間板の範囲を摘出後に自家腸骨を移植する（図4, 図5）．

前方プレート単独と比較し，固定性がよく，矯正損失やインプラント脱転のリスクが低い[4]．

症例提示

症例1（CF stage 4）

後方より整復固定を行った後に，前方より破裂椎体を摘出し腸骨移植を行った（図6）．

破裂骨折を伴わない脱臼骨折でも後弯変形例，ヘルニア合併例においては前方再建を追加している．特に椎弓根が低形成である場合や，後交通動脈両側欠損例で椎弓根スクリューを利用できない場合は矯正損失が起こる可能性がある[5]．

症例2（DF stage 3）

外側塊スクリューによる後方整復固定術後の後弯遺残に対して，前方固定を追加している（図7）．

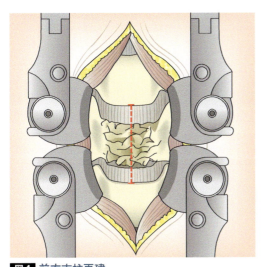

図4 前方支柱再建
損傷椎体と頭尾側の椎間板を摘出する．

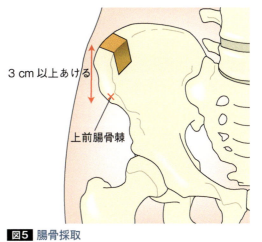

3 cm以上あける
上前腸骨棘

図5 腸骨採取
前方欠損部を腸骨で再建する．

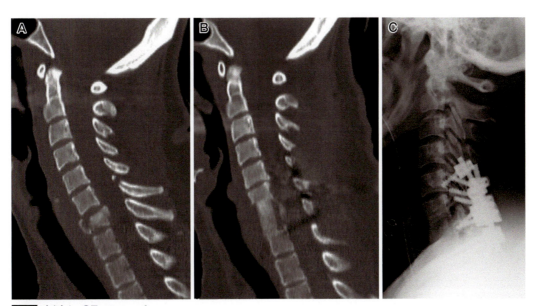

図6 症例1：CF stage 4
A：受傷時，B：後方整復固定後，C：前方固定追加．

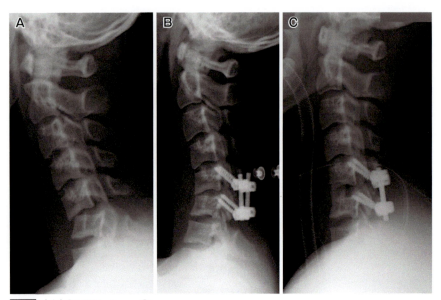

図7 症例2：DF stage 3
A：受傷時，B：後方整復固定後，C：前方固定追加．

引用・参考文献

1) Schmidt R. et al. Pedicle screws enhance primary stability in multilevel cervical corpectomies : biomechanical in vitro comparison of different implants including constrained and nonconstrained posterior instrumentations. Spine. 28 (16), 2003, 1821-8.
2) Bozkus H. et al. Biomechanical analysis of rigid stabilization techniques for three-column injury in the lower cervical spine. Spine. 30 (8), 2005, 915-22.
3) 須田浩太ほか．頚椎脱臼骨折の初期治療：私の治療戦略．整外 Surg Tech. 7 (1), 2017, 16-22.
4) Kotani Y. et al. Biomechanical analysis of cervical stabilization systems. an assessment of transpedicular screw fixation in the cervical spine. Spine. 19 (22), 1994, 2529-39.
5) 須田浩太ほか．脊椎損傷（骨折・脱臼）．関節外科．31 (10), 2012, 1167-77.

4 胸腰椎脱臼骨折の治療

1）胸椎・腰椎脱臼骨折の治療法選択を見据えた分類・評価

伊藤康夫 Yasuo Ito　｜　神戸赤十字病院整形外科部長
菊地 剛 Takeshi Kikuchi　｜　神戸赤十字病院整形外科副部長

背 景

　胸腰椎脱臼骨折は，高エネルギー外傷に伴うことが多い傷病である．

　近年，交通事故や労災事故の発生が減少していることから，脱臼骨折に代表される骨傷を伴う脊椎外傷は減少傾向にあり，さらに，これら高エネルギー外傷は限られた施設に搬送されることが多いため，若手，あるいは一般整形外科医が診断・治療に携わることが少なくなってきている．しかし，本外傷に対する診断と治療は迅速に行う必要があり，すべての整形外科医が理解しておくべき重要な傷病である．

分 類

　胸椎・腰椎脱臼骨折の分類は，1963年の Holdsworth が脊椎を椎体と椎間板からなる前方要素と，それ以外の後方要素（posterior ligament complex）より構成される 2-column theory を提唱して，初めて系統的に不安定性を評価した．つまり前方要素のみの損傷を安定型損傷とし，前方ならびに後方要素の両者が損傷される骨折型を不安定損傷として手術治療を勧めた (図1)[1]．1983年 Denis は，この前方要素を，さらに前方（前縦靱帯と椎体前半分）と後方（椎体の後半分と後縦靱帯）に分け，後者を middle column とした 3-column theory を提唱した．このなかで middle column を含む 2-column 以上の損傷を不安定損傷とした (図2)[2]．

　また，1994年に Magerl らが包括的分類として AO 分類を提唱した．この分類は，あらゆる胸腰椎損傷を分類可能とすることを目的としたもので，損

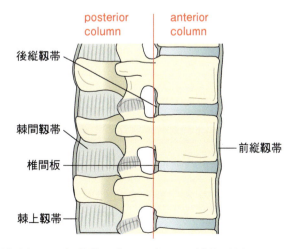

図1 Holdsworth の 2-column theory（文献1より）

傷形態とその重症度，受傷メカニズムを考慮した分類である．損傷型を Type A（圧迫損傷），Type B（伸延損傷），Type C（回旋損傷）に分類し，さらに Type ごとに 3 つのグループに分けられ，さらに重症度を考慮してサブグループへと細分化した分類となっている．本分類は包括的分類であるが，詳細すぎるがゆえの煩雑さや，診断の再現性に問題がある (図3)[3]．1994 年に McCormack らは，椎体破壊が高度な胸腰椎損傷例に対し，後方短椎間固定のみでは implant failure が高率に発生したことを報告した．これにより，高度の椎体破壊を伴う破裂骨折などに対しては，適切な荷重分担を考慮して損傷椎体を強固に固定する前方支柱再建を推奨した．このなかで椎体破壊の程度，骨片転位，後弯変形につき定量化し，各項目に対し 1～3 点を配し，7 点以上に対しては前方支柱再建が適応となるとする load sharing 分類を報告した〔2 章 5-1〕，p.130 を参照〕[4]．

以上の分類では損傷型，不安定性などの病態に対する理解や共通認識については述べられてきたが，手術適応や術式選択においては，明確な指針は示されていない．

2000 年代に入り，AOSpine のメンバーが中心となって，手術適応を決定するための骨折形態と臨床所見を統合した分類が作成されてきた．

2005 年，Vaccaro らが中心となって，手術適応の決定に重要となる因子として，損傷形態，神経損傷の程度，後方靱帯複合体の損傷度を挙げ，新しい分類法 Thoracolumbar Injury Classification and Severity Score（TLICS）を提唱した〔2 章 5-1〕，p.129 を参照〕[5, 6]．

さらに 2013 年彼らは，Magerl らの AO 分類と TLICS との統合を行った．これが，①骨折の損傷形態，②神経損傷の程度，③ clinical modifiers（症例固有の修飾因子）を治療方針の決定に影響

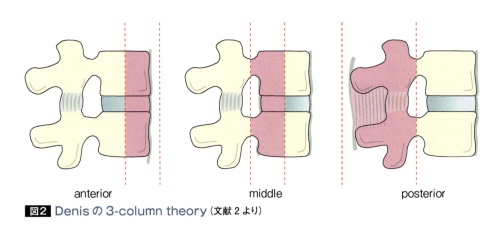

図2 Denis の 3-column theory（文献 2 より）

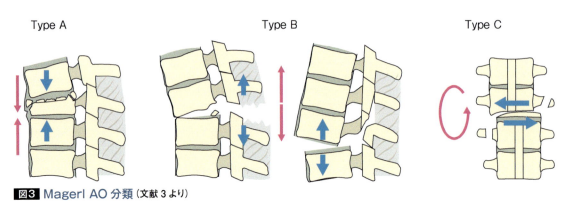

図3 Magerl AO 分類（文献 3 より）

を与える3つのパラメーターとして評価した分類法である（AOSpine thoracolumbar spine injury classification system）[7]．本分類の詳細を以下に述べる．

1. 骨折の損傷形態（morphologic classification）

前述のMagerlらのAO分類を一部踏襲し，より簡便化した形態分類となった．

- Type A：圧迫骨折 compression injury of the vertebral body.
- Type B：tension band injury（前方あるいは後方の tension band failure）．
- Type C：displaced/translational（**図4**）．

Type AにはA0〜A4の5つのsubtype，Type Bには3つのsubtypeがあり，Type Cにはsubtypeの設定はない．Type Cは，Magerlらによる分類ではrotationとしていたが，本分類においてはtranslationとしている．

以下にsubtypeを示す（**図5，図6，図7**）．

- Subtype A0：椎体骨折を認めず，棘突起，あるいは横突起骨折例．
- Subtype A1：圧迫骨折（wedge compression or impaction）．椎体後壁損傷を認めない．
- Subtype A2：split or pincer type.
- Subtype A3：incomplete burst fracture affecting single endplate.
- Subtype A4：complete burst fracture involving

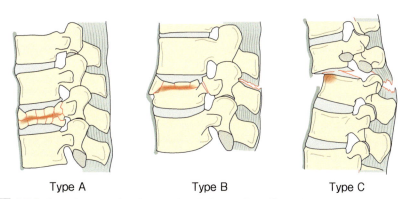

Type A　　　　Type B　　　　Type C

図4 AOSpine thoracolumbar spine injury classification system（文献6より）

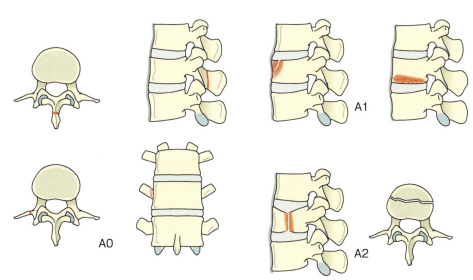

図5 AOSpine thoracolumbar spine injury classification system（文献6より）

both endplates.
- Subtype B1：mono-segmental bony posterior tension band injury.
- Subtype B2：posterior tension band disruption with Type A.
- Subtype B3：hyperextension injury.

以前のAO分類との違いは，煩雑なgroup，subgroup分類がなくなり簡便化し，個人内，個人間での再現性を高めた．

Type Aに関しては，complete burstをA4として独立させ，incomplete burst（subtype A3）と区別した（図5，図6）．Tension band injuryであるType Bを，Chance骨折（subtype B1），Type A合併例（subtype B2）や，びまん性特発性骨増殖症（diffuse idiopathic skeletal hyperostosis：DISH）など，強直脊椎に起こり得るhyperextension injury（subtype B3）に改変したことである（図7）．さらにType Cは細分類をなくして一括表記とした

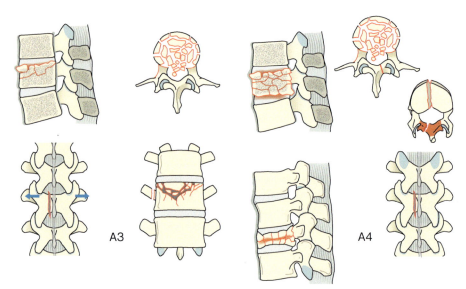

図6 AOSpine thoracolumbar spine injury classification system（文献6より）

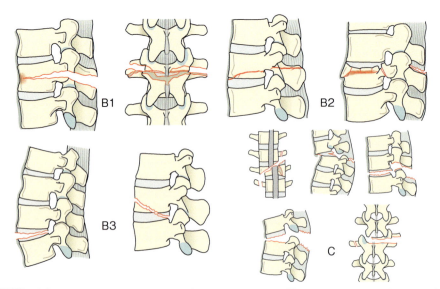

図7 AOSpine thoracolumbar spine injury classification system（文献6より）

表1 TL AOSIS（文献8より）

classification	point
Type A—compression injuries	
A0	0
A1	1
A2	2
A3	3
A4	5
Type B—tension band injuries	
B1	5
B2	6
B3	7
Type C—translational injuries	
C	8
neurologic status	
N0	0
N1	1
N2	2
N3	4
N4	4
NX	3
patient-specific modifiers	
M1	1
M2	0

（図7）.

2. 神経損傷の程度（grading of neurological deficits）

神経障害については5段階に分類している[8].

・N0：neurologically intact.

・N1：transient deficit.

・N2：radiculopathy.

・N3：incomplete spinal cord injury, cauda equine injury.

・N4：complete spinal cord injury（ASIAにおけるA）.

・NX：種々の要因で判定不能例.

3. 症例固有の修飾因子（case-specific modifiers）

治療方針の決定に影響を及ぼすと考えられる患者

因子として以下の2点について述べている.

・M1：不明瞭な靱帯損傷（indeterminate tension band injury）.

臨床所見や，MRIにて tension band injury が疑われる例. 骨折型のみでは安定型損傷に捉えられても後方靱帯損傷により，手術による安定化を考慮する必要があるためである.

・M2：合併症（comorbidity）.

手術を行うにあたり考慮すべき合併症. 例として，強直性脊椎炎，リウマチ性疾患，DISH，骨粗鬆症，体幹部熱傷などを示しているが，これらに限定されるものではないとしている.

以上の AOSpine thoracolumbar spine injury classification system は，AOSpine メンバー内での検者間，ならびに検者内での信頼性の報告もあり，妥当性も証明している.

同グループは上記の分類で，各項目を点数化して TL AOSIS（Thoracolumbar AOSpine Injury Score）を設定し，6点以上例を手術適応と報告している. 3点以下が保存的治療とし，4点あるいは5点例は手術あるいは保存的治療の適応と報告した（**表1**）[8].

おわりに

胸腰椎損傷に対する主たる分類について概説を行った. 現時点において，AOSpine グループの提唱している新分類法が簡便であり，信頼性・妥当性に優れていると考えられる. しかし，今後より症例の蓄積データでの検証が求められる.

引用・参考文献

1) Holdsworth F. Fractures, dislocations, and fracture-dislocations of the spine. J Bone Joint Surg. 45B, 1963, 6-20.

2) Denis F. The three column spine and its significance in the clasiification of acute thoracolumbara spinal injuries. Spine. 8 (8), 1983, 817-31.

3) Magerl F. et al. A comprehensive classification of thoracic and lumbar injuries. Eur Spine J. 3 (4), 1994, 184-201.

4) McCormack T. et al. The load sharing classification of spine fractures. Spine. 19 (15), 1994, 1741-4.

5) Vaccaro AR. et al. The thoracolumbar injury severity score : a proposed treatment algorithm. J Spinal Disord Tech. 18 (3),

2005, 209-15.

6) Vaccaro AR. et al. A new classification of thoracolumbar injuries : the importance injury morphology, the integrity of the posterior ligamentous complex, and neurological status. Spine. 30 (20), 2005, 2325-33.

7) Vaccaro AR. et al. AOSpine thoracolumbar spine injury classification system : fracture description, neurological status, and key modifiers. Spine. 38 (23), 2013, 2028-37.

8) Vaccaro AR. et al. The surgical algorithm for the AOSpine thoracolumbar spine injury classification system. Eur Spine J. 25 (4), 2016, 1087-94.

4 胸腰椎脱臼骨折の治療

2) 胸腰椎脱臼骨折の術式選択

伊藤康夫 Yasuo Ito ┃ 神戸赤十字病院整形外科部長
菊地　剛 Takeshi Kikuchi ┃ 神戸赤十字病院整形外科副部長

　胸腰椎脱臼骨折の定義は，日本脊椎脊髄病学会の脊椎脊髄病用語辞典[1]では，「脊椎損傷において，椎体，椎弓，椎間関節などの骨折に椎間板部，椎間関節部での脱臼を合併するもの．しばしば脊髄損傷を伴う」とされている．

　1983年の報告のなかでDenisは，「The main characteristic of fracture dislocation is that there is failure of all columns under compression, tension, rotation or shear」と述べている[2]．

　脱臼骨折を前稿で述べた最新のAO分類 AOSpine thoracolumbar spine injury classification system[3]〔2章4-1），p.105，106を参照〕で規定すると，Type C（Type Bの一部）が胸腰椎脱臼骨折に当てはまる．つまり，Denisの3-column theoryにおいては，すべてのcolumnの損傷例であり，AO分類においてはType Cが典型的な症例となる．以下の胸腰椎脱臼骨折は，AO分類Type C（一部のType B）について述べる．

全身の臓器障害の合併

　胸腰椎脱臼骨折は，高エネルギー外傷による多発外傷となりやすい．よって，急性期においては合併損傷の評価，ならびに全身状態の評価が重要である．脊椎脱臼骨折に対し手術治療を行うには，以上のことを考慮したうえで治療方針を立てることが重要である．

　胸椎部は胸郭により安定しており，同部位での脱臼骨折であれば，高頻度に血胸，気胸，肋骨骨折などの胸部外傷を合併している．注意すべきは大血管損傷も合併し，致死的合併症となることである．

　胸腰移行部は，胸郭の存在で安定化している胸椎部と，可動性の大きい腰椎部との間に挟まれ，外力による機械的ストレスが集中しやすい部位である．

　腰椎部は可動性に富み，大きな椎体，椎間板により構成されている．下位腰椎においては骨盤との強固な連結を有し，同部位での脱臼骨折は高エネルギーによる外傷により発生し，腹部・骨盤内臓器損傷を高頻度に合併する．脊椎脱臼骨折例は，いずれの部位においても神経障害の頻度が高く，しばしば運動麻痺，感覚障害，膀胱直腸障害などを合併する[4]．しかし，脊椎脊髄損傷例は単なる神経障害を示すだけでなく，全身の臓器障害を呈する可能性があるという認識が重要である．

手術時期

　多発外傷例での脊椎手術を行う時期については多数の報告があるが，2011年，Carreonらはレビューを行い，72時間以内での手術が合併症の頻度を減少させ，ICU管理期間が短縮されるとした報告が多いとした[5]．しかし，受傷早期の脊柱再建術においては死亡率を増加させるという報告[6]もあり，急性期手術においては低侵襲性を考慮した戦略が必要となる．つまり，多発外傷例であることが多い胸腰椎脱臼骨折例に対しては，一期的に脊柱再建固定術を回避して，二期的治療戦略・ダメージコントロール手術を導入することも選択肢として考慮する必要がある．Stahelらは，ISS（injury severity score）が15点以上の多発外傷例についてはダメー

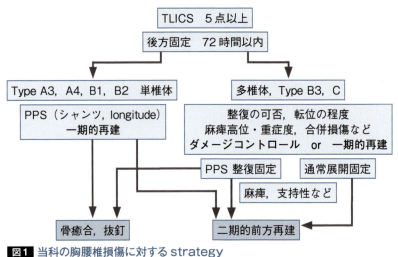

図1 当科の胸腰椎損傷に対する strategy

ジコントロールを考慮した後方固定を可及的早期に行い（24時間以内），必要があれば，二期的に前方支柱再建を行うことを推奨している[7]．

以上の報告と同様にわれわれも，72時間以内の可及的な解剖学的整復を目的とし，経皮的椎弓根スクリュー（percutaneous pedicle screw：PPS）などを用いた後方からの低侵襲手術を行うこととしている（図1）．さらに適応があれば，二期的に前方再建手術を施行している．

手術術式

脊椎外傷に対しての基本的な手術治療の原則は，解剖学的整復と支持性の獲得を，可及的早期に行うことである．解剖学的整復が神経除圧，支持性の獲得に有利であることは言うまでもない．さらに，この手技が低侵襲に施行できることが理想的である．

胸腰椎外傷に対して当科での手術戦略を紹介する[8]．AO分類でType A3, A4, B1, B2の単椎体損傷例に対しては，一期的短椎間整復固定術（1 above 1 below）を，72時間以内にPPSを用いて行う．使用するインプラントはシャンツスクリューを経皮的に使用するか，longitude trauma deviceを用いて施行している[9]．つまり，単椎体損傷の破裂骨折例に対しては，急性期であっても一期的に短椎間での後方整復固定を行うことが可能である．罹患骨折部位の骨癒合の後に抜釘を行うことで，罹患椎隣接部位でのmobile segmentを温存することが可能である．損傷に伴う椎間板変性は抜釘後に進行し後弯が進行するが，同部位での椎間板変性に伴う臨床症状（疼痛，神経障害，変形など）に対して固定術を行った症例は自験例では経験していない．Type A3, A4, B1, B2においては，ダメージコントロール手術の適応は少なく，また本術式で二期的前方再建手術を行った自験例は3例（4％）に過ぎなかった．しかし，破裂骨折例に対する前方再建手術の適応に関しては，いまだ諸家の適応はさまざまであり，意見の一致はみていないのが現状である．

脱臼骨折例に対する手術戦略

本損傷に対し前方からの単独再建術を支持する報告はなく，後方からの整復固定を行う戦略が一般的である．われわれは，多椎体損傷例やAO分類のType B3, Cについては，72時間以内での後方からの多椎間固定を行っている．胸椎部においては2 above 2 belowを原則とし，胸腰移行部以下においては可能な限り短椎間固定を考慮する．重度の骨粗

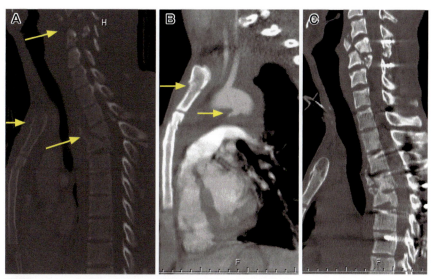

図2 症例1:21歳,男性,交通事故で受傷,多発外傷例
矢印は頸椎・胸椎脱臼骨折,大動脈損傷,胸骨骨折.高エネルギー外傷においては,胸部外傷,多部位の脊椎損傷例が存在する.大血管損傷にも注意が必要である.
A:受傷時矢状断CT.
B:胸骨骨折,大動脈損傷を認める.
C:大動脈ステント挿入後,頸椎・胸椎再建手術施行.

鬆症や,びまん性特発性骨増殖症(diffuse idiopathic skeletal hyperostosis:DISH)に代表される骨性強直症例に対しては3 above 3 belowの多椎間固定が望ましい.

使用インプラントにPPSを用いることは,低侵襲性には有利である.よって,多発外傷例でダメージコントロール手術を行うにはPPSを使用することが望ましい.しかし,PPSによる正確な解剖学的整復には限界があるため,脱臼整復に有利なスクリュー形態や整復インストゥルメントをもつPPSシステムを使用したり,別小皮切を用いての脱臼部位の整復操作の追加などの工夫が必要である.これについては,別稿〔2章4-3)-①(p.114),2章4-3)-②(p.118)〕で紹介する.

またPPSのみでの再建手術では,後方からの十分な骨移植は不可能である.よって,二期的な骨移植再建術を必要とする症例には,前方あるいは後側方からの骨移植を考慮する.

PPSでの整復操作が不可能と考えられる脱臼骨折に関しては,全身状態が許せば,通常展開による椎間関節切除などの整復操作による脊柱管除圧と多椎間固定と骨移植を行う.

以上,合併損傷,受傷高位,神経障害程度,脱臼・転位の程度,整復の可否などの点を考慮してダメージコントロール手術にとどめるか,後方からの一期的整復除圧固定を行うかを急性期に判定する必要がある.

おわりに

AO分類Type Cに代表される胸腰椎脱臼骨折に対しては,画一的な治療方針は現時点では存在しないので,症例ごとでの手術戦略を構築することが肝要であるが(図2,図3,図4),PPSの登場により低侵襲性を考慮した脊柱再建術は可能となった.今後は整復,除圧,骨移植,二期的再建術の適応を明らかにし,低侵襲手術を確立する必要がある.

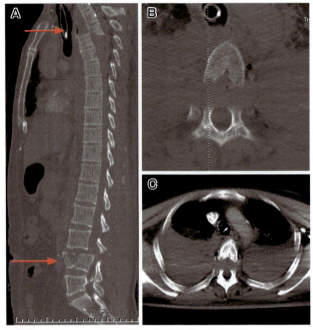

図3 症例2:44歳,男性,高所墜落,労災事故
A:受傷時CT矢状断像. 胸椎脱臼骨折, 腰椎破裂骨折.
B:受傷時CT水平断像.
C:血胸.

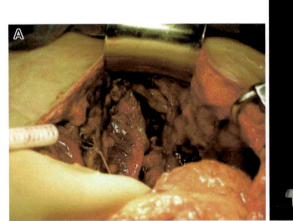
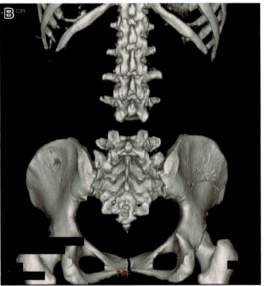

図4 症例3:48歳,女性,第4腰椎脱臼,交通事故にて受傷(文献8より)
両下肢完全麻痺, 腸管損傷, 総腸骨動脈損傷.
A:腸管損傷.
B:受傷時CT.

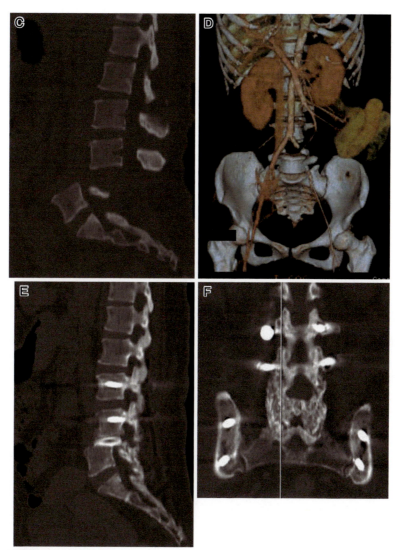

図4 つづき（文献8より）
C：受傷時CT矢状断像.
D：受傷時CT，総腸骨動脈損傷.
E：二期的脊椎固定術後CT矢状断，腓骨骨移植.
F：二期的脊椎固定術後CT冠状断，後側方固定.

引用・参考文献

1) 日本脊椎脊髄病学会編. 脊椎脊髄病用語辞典. 改訂第5版. 東京, 南江堂, 2015, 240p.
2) Denis F. The three column spine and its significance in the classification of acute thoracolumbar spinal injuries. Spine. 8 (8), 1983, 817-31.
3) Vaccaro AR. et al. AOSpine thoracolumbar spine injury classification system：fracture description. Spine. 38 (23), 2013, 2018-37.
4) Magerl F. et al. A comprehensive classification of thoracic and lumbar injuries. Eur Spine J. 3 (4), 1994, 184-201.
5) Carreon LY. et al. Early versus late stabilization of spine injuries：a systematic review. Spine. 36 (11), 2011, E727-33.
6) Kerwin AJ. et al. The effect of early surgical treatment of traumatic spine injuries on patient mortality. J Trauma. 63(6), 2007, 1308-13.
7) Stahel PF. et al. The impact of a standardized "spine damage-control" protocol for unstable thoracic and lumbar spine fractures in severely injured patients：a prospective cohort study. J Trauma Acute Care Surg. 74 (2), 2013, 590-6.
8) 伊藤康夫ほか. 胸腰椎外傷に対する最小侵襲脊椎安定術 (MISt) の適応と課題. J Spine Res. 7 (8), 2016, 1212-17.
9) 伊藤康夫ほか. 胸腰椎破裂骨折に対する経皮的後方固定術の有用性. J Spine Res. 4 (8), 2013, 1249-57.

4 胸腰椎脱臼骨折の治療

3）胸腰椎脱臼骨折の手術の実際
① 後方からの矯正固定

菊地 剛 Takeshi Kikuchi ▎ 神戸赤十字病院整形外科副部長
伊藤康夫 Yasuo Ito ▎ 神戸赤十字病院整形外科部長

はじめに

　胸腰椎脱臼骨折は高エネルギー外傷であり，多発外傷となることが多い．2010年から2017年までの7年間に当院で手術を行った症例は22例あるが，すべて高エネルギー外傷（高所転落12例，交通外傷9例，重量物落下1例）であり，合併損傷は頭蓋内出血3/22例，血気胸14/22例，腹部臓器損傷5/22例，大動脈損傷3/22例，四肢・骨盤外傷9/22例を認めていた．麻痺も重篤でありASIA Impairment Scale（AIS）[1]でA：12例，B：2例，C：3例，D：3例，E：2例と過半数が完全麻痺であった．

　脱臼骨折はAO分類[2]でTypeCとなるため高度な不安定性を有しており，脊椎の安定化によって全身管理が有利になり，麻痺の改善にも有効との報告もあるため[3]，早期の手術が望ましい．しかし多臓器損傷では早期の手術が難しいことも多い．当院でも12時間以内に手術可能であった例は12/22例であり，出血性ショックや重症頭部外傷などにより手術を待機せざるを得ない症例が多数あった．また，早期に侵襲的な手術を施行すると死亡率が上昇するとの報告[4]もあるため，できるだけ低侵襲な治療が望ましい．

　そこで当院では現在，初回手術は全例後方からの整復固定術を施行している．特に多発外傷症例には経皮的椎弓根スクリュー（percutaneous pedicle screw：PPS）を使用して低侵襲な治療を心がけ，早期に脊椎の安定化が得られるようにしている．そして全身状態が落ち着いてから二期的に前方支柱再建を行う方針としている．

　基本的には脱臼骨折に対しては前方支柱再建が必要であるが，多発外傷例ではなく椎体の損傷が少ない症例では後方からの単独での整復固定も行っており，本稿では後方からの矯正固定について代表症例を提示する．

症例（40歳，男性）

　バイク走行中の交通外傷により受傷．腰部の疼痛，下肢麻痺があり救急搬送された．第4腰椎の脱臼骨折の診断（図1，図2）．両側L4，L5領域の不全麻痺を認めた．合併損傷は認めなかった．

1．術前評価

　合併損傷を認めず腰椎のみの単独外傷であり，バイタルも安定していた．麻痺も徒手筋力テスト（manual muscle testing：MMT）で4程度と重篤でなかったため，待機的に手術の方針とした．

　椎体の破壊は大きくないため，後方からの整復と経椎間孔的腰椎椎体間固定（transforaminal lumbar interbody fusion：TLIF）を予定した．

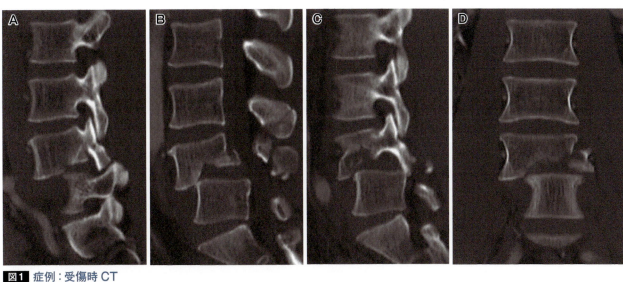

図1 症例：受傷時 CT
A：右側, B：正中, C：左側, D：coronal.

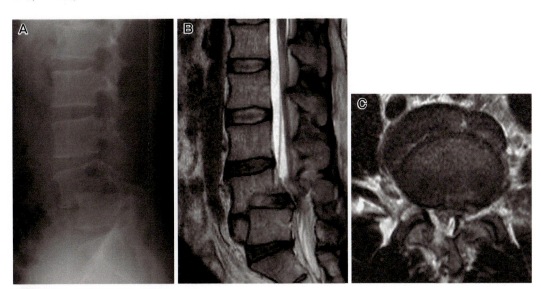

図2 症例：受傷時 X 線, MRI
A：腰椎X線側面, B：MRI T2強調像 sagittal, C：MRI T2強調像 axial.

> **point**
> 腰椎レベルで椎体の損傷が大きくなく，合併損傷も軽微であれば後方からの椎体間固定のよい適応と考えている．二期的な前方固定が不要で，直接神経の除圧が確認可能で短椎間の固定が可能である利点がある．しかし変性疾患に行う後方椎体間固定と比べ出血量は多く，手術時間も長くなるため侵襲は大きくなる．また，外傷による硬膜損傷があった場合，修復が困難な症例があることも留意しておく必要がある．

2. 手術手技

1）体位，使用機器

当院では，カーボンベッド上に腹臥位とし，ナビゲーション下に手術を行っている．術中三次元画像の得られる移動型透視装置（SIREMOBIL Iso-C3D, SIEMENS 社）と，ナビゲーションシステム機器（StealthStation®, Medtronic Navigation 社）を併用している．

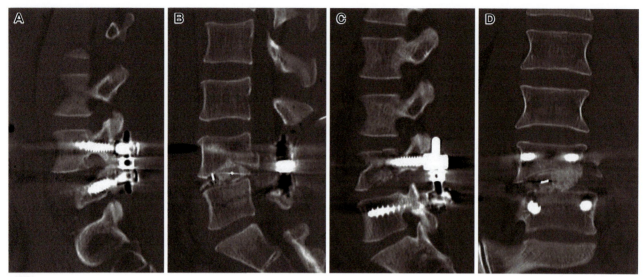

図3 症例：術後 CT
A：右側, B：正中, C：左側, D：coronal.

> **手術のコツ**
> 通常，ナビゲーションは椎弓根スクリュー（pedicle screw：PS）挿入に使用している．脱臼骨折の場合，骨が正常な位置関係にないため展開や骨切除などを行うときに迷うことがあり，その場合にナビゲーションを使用すると骨の位置関係を把握するのに有用である．

> **手術のコツ**
> 通常は脱臼整復により同時に神経の除圧も得られるため除圧操作は必要ないと考えている．今回は，術前の画像でL4椎体の骨片が椎間孔部分に突出していたため除圧を行った．

2）展開，PS 挿入

通常の正中皮膚切開でアプローチを行った．ナビゲーション下にL4およびL5にPSを挿入した．

3）整　復

両側の椎間関節が脱臼していた．両側のL5上関節突起を切除したが整復が得られないため，両側のL4下関節突起も切除したがそれでも整復は得られなかった．術前の画像では椎体も噛み込んでいるように見えたため，スプレッダーでL4/5間を開大することにより椎体のロックが外れ整復が得られた．椎間孔部で右L4神経根が椎体の骨片により圧迫されていたため，骨片を切除し除圧した．

4）ケージ挿入

椎間板，軟骨終板を摘出し比較的椎体の損傷が少ない右側にケージを挿入，左側には自家骨を移植した．

左L4神経根分岐部で外傷による硬膜損傷を認めたが縫合困難であり，ネオベール®シートおよびボルヒール®で修復し，ドレーンを留置し縫合した．

5）経過および後療法

受傷後2日目に手術を施行した（図3，図4）．手術翌日からコルセットを着用して離床を開始，癒合を確認してコルセットは除去した．手術後1年で軽度のしびれを残すのみで，運動麻痺は改善し復職している（図5）．

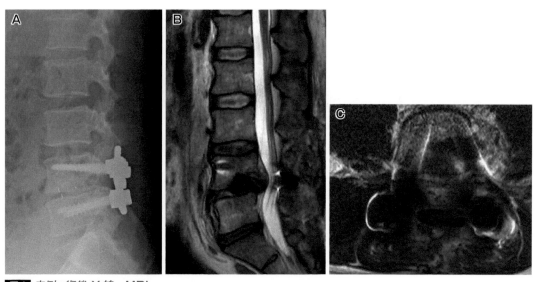

図4 症例:術後 X 線,MRI
A:腰椎X線側面像,B:MRI T2強調像 sagittal,C:MRI T2強調像 axial.

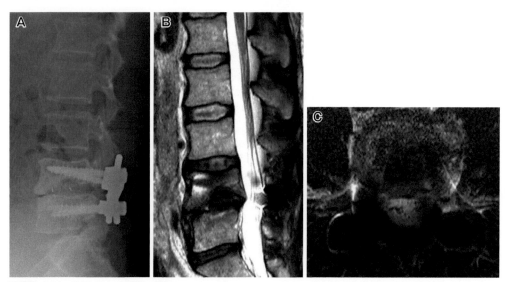

図5 症例:術後 1 年 X 線,MRI
A:腰椎X線側面像,B:MRI T2強調像 sagittal,C:MRI T2強調像 axial.

引用・参考文献

1) Maynard FM. Jr. et al. International standards for neurological and functional classification of spinal cord injury. American Spinal Injury Association. Spinal Cord. 35, 1977, 266-74.
2) Vaccaro AR. et al. AOSpine thoracolumbar spine injury classification system: fracture description, neurological status, and key modifiers. Spine. 38 (23), 2013, 2028-37.
3) Cengiz SL. et al. A timing of thoracolumbar spine stabilization in trauma patients: impact on neurological outcome and clinicak course. A real prospective (rct) randomized controlled study. Arch Orthop Trauma Surg. 128 (9), 2008, 959-66.
4) Konieczny MR. et al. Early versus late surgery of thoracic spine fractures in multiple injured patients: is early stabilization always recommendable? Spine J. 15 (8), 2015, 1713-8.

4 胸腰椎脱臼骨折の治療

3）胸腰椎脱臼骨折の手術の実際
② 前後方からの矯正固定が必要なケース

菊地 剛 Takeshi Kikuchi ｜ 神戸赤十字病院整形外科副部長
伊藤康夫 Yasuo Ito ｜ 神戸赤十字病院整形外科部長

はじめに

　当院では胸腰椎脱臼骨折に対して初回手術で前方から整復は行っておらず，まず後方からの整復固定術を施行している．全身状態が安定した後に前方支柱再建を行っている．最近では後方整復固定には経皮的椎弓根スクリュー（percutaneous pedicle screw：PPS）を使用することによって手術の低侵襲化を行っている．本稿では初回手術でPPSによる後方からの整復固定を行い，二期的に前方支柱再建を行った代表症例を提示する．

症例1（65歳，男性）

　マンション1階の通路に倒れているところを発見され救急搬送された．第11胸椎脱臼骨折（図1，図2）による両下肢完全麻痺〔ASIA Impairment Scale（AIS）A〕であった．合併損傷として外傷性くも膜下出血，急性硬膜下血腫，頭蓋骨骨折があり，グラスゴー・コーマ・スケール（Glasgow Coma Scale：GCS）1-1-1の意識障害を認めた．
　また右血気胸，左気胸，両側多発肋骨骨折，胸部大動脈損傷の合併も認めた（図3）．

1．術前評価
　蘇生処置で意識は改善しバイタルも安定したため

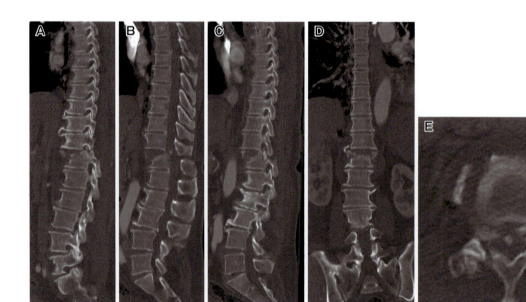

図1　症例1：受傷時CT
A：右側，B：正中，C：左側，D：coronal，E：axial．

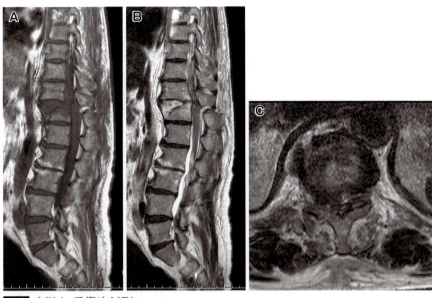

図2 症例1：受傷時MRI
A：T1強調像 sagittal, B：T2強調像 sagittal, C：T2強調像 axial.

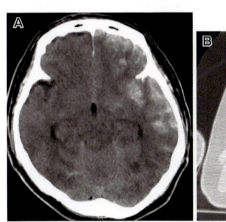
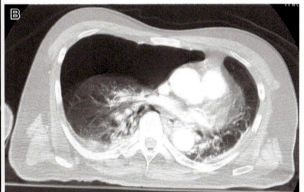

図3 症例1：受傷時CT
A：頭部CT, B：胸部CT.

脊椎の緊急手術を計画した．しかし，多発外傷例のため侵襲の大きな手術は不可能であり，ダメージコントロールを目的としてPPSによる後方からの整復固定術を行い，二期的に前方支柱再建をする方針とした．

point

固定椎間数や除圧操作の有無については個々の症例によって判断している．当院での基本的な方針は，特に多発外傷例に対しては固定椎間は2 above 2 below以上の固定，除圧は脱臼整復による間接的な除圧のみで，椎弓切除術による直接除圧は行っていない．除圧が必要な症例は二期的に前方からの除圧固定術を施行している．

2. 手術手技（後方からの整復固定）

1）体位，使用機器

当院ではカーボンベッド上に腹臥位とし，ナビゲーション下に手術を行っている．

2）PPS 刺入

ナビゲーション下に Th10, Th11 および L1, L2 に PPS を挿入した．Th12 は損傷が大きく PPS の挿入は断念した．

> **手術のコツ**
> 整復操作が必要となるためスクリューは可能な限り太くて長いものを選択している．またtab型のPPSは小皮切にはなるが，整復操作には不利であり，extender型のPPSを使用している．

3）整　復

ロッドを経皮的に挿入．損傷椎体より遠位の L1 および L2 はセットスクリューを挿入し，仮固定を行った．X線透視下に distractor を Th11 および L1 の extender にかけて開大し，椎間関節の噛み込みを解除した．その状態で reducer により Th10 および Th11 の PPS をロッドに引き寄せることにより整復し最終固定を行った（図4）．

> **ピットフォール**
> PPSによる整復を行うため，骨粗鬆症のある高齢者ではスクリューが引き抜かれる危険があり注意が必要である．また，直視下の手術ではないため無理な操作は神経損傷の危険も危惧される．PPSによる整復が難しい場合は，脱臼部位を展開し直視下に整復するべきである．

4）経過および後療法

受傷から7時間で手術開始．手術時間114分，術中出血量95 mL であった（図5）．脊椎に関しては手術当日から安静度の制限は行っていない．コルセットは可能であれば着用しているが，本症例では胸部外傷がありその治療を優先したため使用していない．

3．手術手技（二期的前方支柱再建）

1）術前評価

胸椎レベルでは開胸での手術となることが多いた

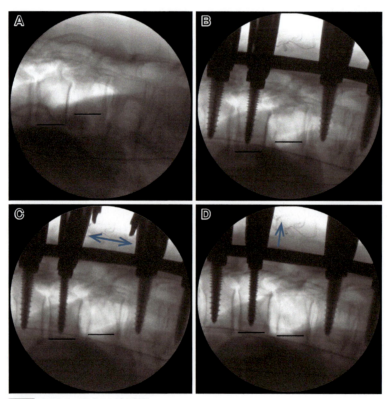

図4 症例1：術中X線透視
A：腹臥位では脱臼位，B：PPS挿入，C：extender間でdistraction，D：reducerでPPSを引き上げて整復．

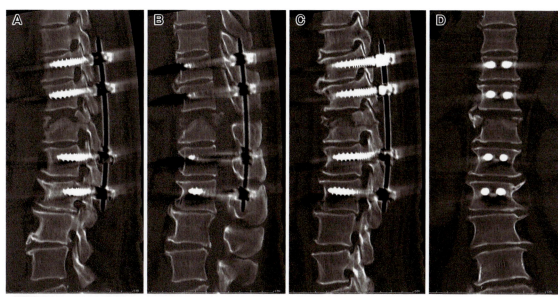

図5 症例1：後方整復固定後CT
A：右側，B：正中，C：左側，D：coronal.

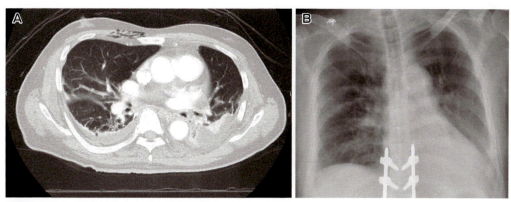

図6 症例1：前方手術中止時の胸部画像
A：胸部CT，B：胸部X線.

め，呼吸状態が安定していることが重要である．胸部外傷合併例では最低でも1週間程度の待機が必要なことが多い．本症例は人工呼吸器離脱および胸腔ドレーン抜去もでき，受傷1週間で前方固定術が可能と判断した．しかし全身麻酔後に換気不良となり，手術中止となった．喀痰貯留による気管閉塞，無気肺が原因であり（図6），呼吸管理の後に受傷後3週で前方固定術となった．

2）麻酔，体位

開胸での手術となるため分離肺換気ができるように気管チューブはダブルルーメンチューブを使用．

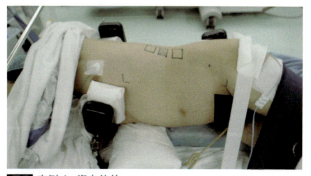

図7 症例1：術中体位

体位は右下側臥位で支持器およびテープで固定する（図7）．

> **手術のコツ**
> X線透視で手術椎間の正確な正面像および側面像が見えるようにベッドおよび体位を調整する．

3）展 開

X線透視下に皮膚にマーキング．手術椎間の直上の肋骨に沿って15 cm程度の斜切開とした．骨膜下に肋骨を剥離し切除した．胸膜を切開し開胸，以後は片肺換気での手術となった．X線透視で高位を確認し，壁側胸膜を縦切開した．分節動脈を結紮し切離した（図8）．椎間板および当該椎体を展開した．

4）骨移植

線維輪を切開し，椎間板を切除した．上位椎体の軟骨終板を摘出，下位椎体であるTh12は椎体の損傷もあったため上部約1/2をノミで切除し，腸骨および肋骨を移植した．切開した壁側胸膜を縫合，閉創前にリークテストを行い問題がないことを確認して胸腔ドレーンを留置し，手術を終了した（図9）．

> **ピットフォール**
> 椎間板の損傷が主で椎体の破壊が少なければ，骨切除は必要ない．脊柱管内に陥入した骨片の除去が必要な場合には，椎体置換術が必要である．

症例2（33歳，女性）

高所墜落外傷によりドクターカーで搬送．第1～第3腰椎破裂骨折（図10）による損傷部以下の両下肢完全麻痺（AIS A）であった．合併損傷として両足部開放骨折，骨盤骨折，多発肋骨骨折，気胸，縦隔血腫を認めた（図11）．

1．術前評価

蘇生処置でバイタルは安定したため，下肢および

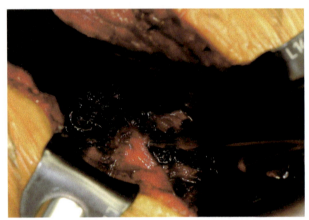

図8 症例1：分節動脈の処理

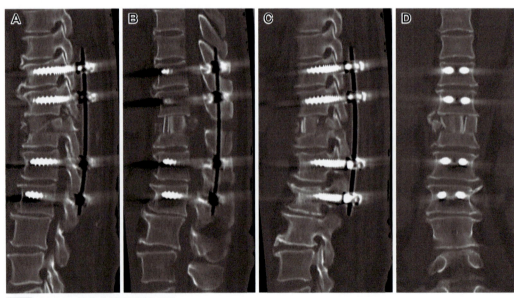

図9 症例1：前方支柱再建後CT
A：右側，B：正中，C：左側，D：coronal.

脊椎の緊急手術を計画した．CT では椎体の高度の損傷を認め，AO 分類 Type C であり，脊柱管内への骨片の突出も高度であった．一期的な前方後方手術は侵襲が大きく，まずは後方からの整復固定術による間接除圧を行い，術後に評価した後に二期的に前方支柱再建をする方針とした．

> **point**
> 急性期の前方手術は大量出血する危険が高い．特に多発外傷例では，急性期に侵襲的な手術を行うことにより死亡率が増加するとの報告もあり[1]，低侵襲な治療を目指すべきである．

2. 手術手技（後方からの整復固定）

1）体位，使用機器
症例1と同様に，腹臥位およびナビゲーション下に手術を施行する．

2）PPS 刺入，整復固定
ナビゲーション下に Th12，L1 および L3，L4 に PPS を挿入した（図12）．L3 椎体は骨折があったが，腰椎の可動域を残すためできるだけ短椎間の固定を目指した．ロッドを経皮的に挿入，体位のみでは整復は不良であったためロッドに PPS を引き寄せるようにして整復し，最終固定とした（図13）．

> **手術のコツ**
> ロッドは最終的に目指すアライメントを想定してbendingしている．AO分類Type Cは不安定な骨折であるため，ロッドに沿ったアライメントに矯正が可能であり，アライメント矯正による間接除圧を目標としている．

3）経過および後療法
受傷から9時間で手術開始．手術時間150分，術中出血量200mLであった．下肢および骨盤骨折のため離床は困難であったが，体位変換，坐位などは手術当日から制限なしとしている．

3. 手術手技（二期的前方支柱再建）

1）術前評価
腰椎レベルは後腹膜進入となるため，術前のCT

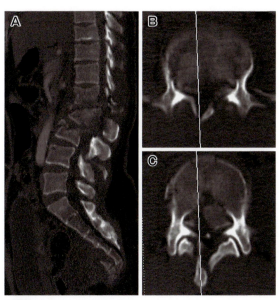

図10 症例2：受傷時脊椎 CT
A：sagittal，B：L2レベル，C：L3レベル．

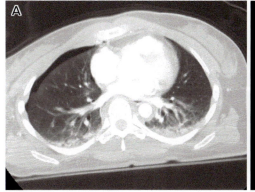
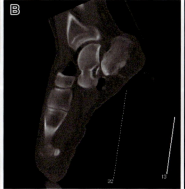
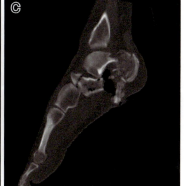

図11 症例2：合併損傷
A：胸部CT，B：右足部，C：左足部．

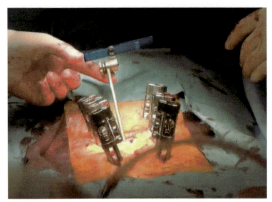

図12 症例2：PPSによる後方整復固定

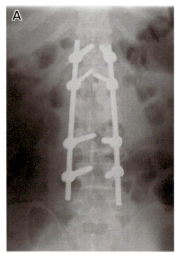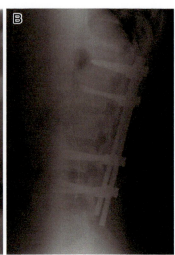

図13 症例2：後方整復固定後の腰椎X線

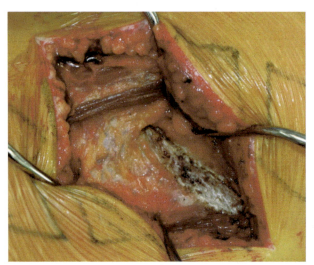

図14 症例2：第11肋骨上に斜切開

で腎臓，腸管，血管の走行などを確認しておく必要がある．

本症例では椎体の損傷はあるものの，術後のCTで脊柱管内の間接除圧が得られていること，麻痺も改善傾向であったことから，前方からの除圧は行わず，OLIF（oblique lateral interbody fusion）のシステムを使用して椎間板のみの操作を行う方針とした．受傷後7日目に手術を施行した．

2）麻酔，体位

腰椎レベルでは通常は後腹膜進入となるため開胸は必要なく，普段どおりの全身麻酔で問題ない．体位は同様に右下側臥位で支持器およびテープで固定する．

3）展　開

X線透視下に皮膚にマーキング，第11肋骨が受傷椎体上にあったため肋骨を一部切除する方針とした．第11肋骨上に約10 cmの皮膚切開を行い，肋骨を骨膜下に剝離（図14），肋骨を皮切と同様に10 cm程度切除した．L2椎体レベルで内・外腹斜筋，腹横筋を線維方向に分けて後腹膜腔に到達．ツッペル鉗子で鈍的に後腹膜腔を展開，大腰筋前縁まで直視下に剝離を行った．大腰筋を後方に剝離・牽引し，

椎間板を露出した後に開創器を設置した（図15）．

ピットフォール
外傷症例の場合は小皮切にはこだわっていない．展開もすべて直視下に行っている．小皮切では止血操作も困難になる場合があり，展開に難渋するようなら迷わず皮切を延長し，安全な手術を優先するべきである．

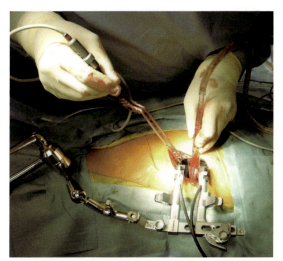

図15 症例2：OLIF用の開創器挿入

4）ケージの挿入
X線透視でL1/2およびL2/3椎間板の位置を確認する．椎間板を摘出しケージに人工骨および肋骨を充填し椎間に挿入した．

ピットフォール
後方固定を行っているため，椎間の開大はできない．高さの高いケージを入れても，椎体が圧潰してしまうため，術前に計測を行い適度なサイズのケージを選択する必要がある．本症例でもケージにより椎体の圧潰を認めた．

5）経過および後療法
術中出血は10 mLと侵襲は小さく，手術可能であった．癒合までコルセットを着用した．経過で脊柱管に突出した骨片のリモデリングも得られ，麻痺もAIS Dまで改善し杖歩行可能となった（図16，図17）．抜釘を行う予定であったが，患者希望で抜釘していない．

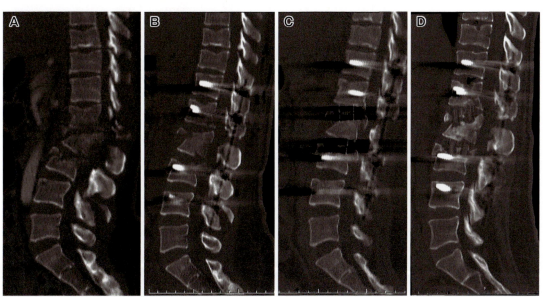

図16 症例2：CTでの経時的経過
A：受傷時，B：後方固定術後，C：前方固定術後，D：術後6ヵ月．

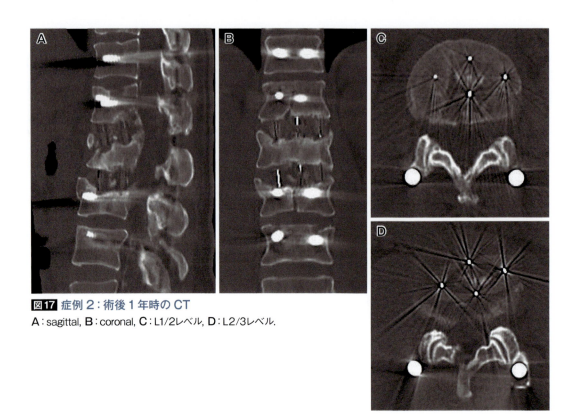

図17 症例2：術後1年時のCT
A：sagittal, B：coronal, C：L1/2レベル, D：L2/3レベル.

引用・参考文献

1) Konieczny MR. et al. Early versus late surgery of thoracic spine fractures in multiple injured patients：is early stabilization always recommendable? Spine J. 15 (8), 2015, 1713-8.

5 胸腰椎破裂骨折の治療

1）破裂骨折の評価と治療法選択
：保存的治療の適応，手術法の選択

小西宏昭 Hiroaki Konishi ｜ 長崎労災病院副院長
馬場秀夫 Hideo Baba ｜ 長崎労災病院整形外科部長
奥平 毅 Tsuyoshi Okudaira ｜ 長崎労災病院脊椎外科部長
山口貴之 Takayuki Yamaguchi ｜ 長崎労災病院第2脊椎外科部長
田丸満智子 Michiko Tamaru ｜ 長崎労災病院整形外科
吉田周平 Shuhei Yoshida ｜ 長崎労災病院整形外科

はじめに

　胸腰椎損傷は脊椎外傷のなかでも頻度が高く，さまざまな損傷形態が存在する部位である．また神経解剖学的にも脊髄，円錐上部，円錐部，馬尾，神経根が存在し，麻痺の程度もバリエーションが多い．とりわけ破裂骨折では麻痺が存在しない例から完全麻痺に至る例までさまざまな病態がみられる．病態によっては，誤った治療により遅発性麻痺や脊柱変形，頑固な疼痛の遺残を惹起する．

　脊椎外傷全般の原則として，治療は可能な限り motion segment を温存しつつ，脊柱管を含めた解剖学的整復を図り，固定を意図した椎間には骨癒合を確実にし，残存する神経機能を最大限に回復させることである．さらに脊柱の可撓性を可能な限り温存することである．

　一方，最近の医療情勢や社会変化に伴って，入院期間の短縮や早期の社会復帰が必要になっていることも，治療法選択に影響を及ぼしている．

　本稿では，胸腰椎部破裂骨折の概念，分類，治療の選択についての留意点を概説し，治療選択の方法について述べる．

胸腰椎破裂骨折の概念

　破裂骨折の概念が広く普及したのは Denis の 3-column theory〔2章 4-1〕，p.104 を参照〕によるところが大きい[1]．Denis は脊柱を3つの column に分け middle column に損傷が及ぶものの一つを破裂骨折として示した．これは CT による評価であり，MRI の導入により骨挫傷や靱帯損傷などの軟部組織損傷が明らかになり，治療方針の考え方は変化してきた．

　その後，後方靱帯支持組織の破綻の有無が，その後の脊柱変形や不安定性に関与することが知られてきた．靱帯を含め受傷機転を念頭に置いた分類が，Magerl ら[2]により提唱され，AO 分類として胸腰椎損傷では広く使用されるようになった[3]．Type A は，軸圧を中心とした外力により発生し，破裂骨折の多くがこれに含まれる．Type B は，伸延力が加わったもので，破裂骨折の一部には Type B に分類されるものが存在する．Type C は回旋力が加わったもので，もっとも不安定なものと考えられている（図1，図2）〔2章 4-1），p.105，106 を参照〕．AO 分類で示さる Type A と Type B の違いは，治療法選択のうえで重要な点である．すなわち従来の破裂骨折のなかには一部 AO 分類での Type B が含まれていたと考えられ，これらが保存的治療の失敗や術後の後弯変形に至ったと考えられる．

治療法の選択

　治療法の選択に関しては，損傷メカニズムに応じた対応が必要で，近年では Vaccaro らが提唱した TLICS（Thoracolumbar Injury Classification and Severity Score）が汎用されている[4]．これは AO

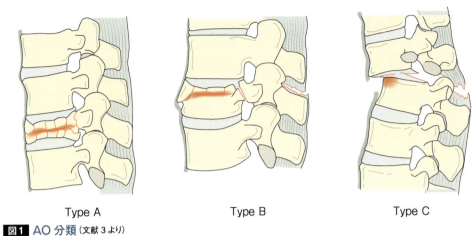

図1 AO分類（文献3より）
Type Aは圧迫，Type Bは屈曲伸延，Type Cは回旋外力により生じた損傷で，それぞれにサブタイプがある．

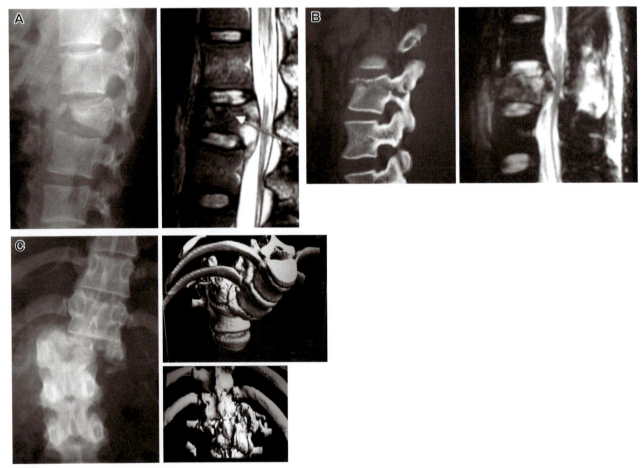

図2 AO分類の各typeの所見
A：軸圧損傷により円錐下部障害が生じた例．サブタイプとしてA3に分類される．
B：MRIにより後方靱帯複合体の損傷が確認され，Type Bと判定された症例．
C：高エネルギー外傷による回旋を伴ったType C損傷．

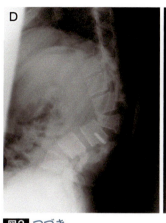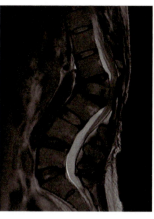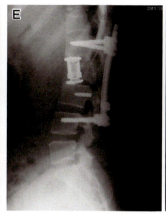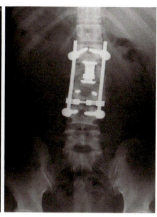

図2 つづき
D：Type Bでは高度な遺残変形を生じる場合がある．
E：Dの症例に対しては前後合併手術が必要となる．

分類でも示されている．後方靱帯損傷の有無に重点を置き，形態損傷と神経学的所見を加えて，点数配分を行ったものである．そして総点数が5点以上を手術適応，4点以下を保存的治療として推奨した（**表1**）．もっともこの概念に基づいているのは，過去の治療結果から彼らが選択した治療法をもとに作成されたものであり，保存的治療の方法などについては言及していない．近年のインストゥルメントや周術期の進歩，医療情勢の変化により，このシステムには改変が必要な部分も存在すると思われる．一方，神経症状を伴わない破裂骨折に関しては保存的治療の適応になる例も少なくない．特に麻痺がない症例では第一選択ともいえる．保存的治療が成功すれば，脊柱管内の骨片も経年的にリモデリングされることが知られている[5]．ただし，体幹ギプスや硬性コルセットを代表とする外固定を十分な期間装着する必要があり，入院期間や早期社会復帰の観点から医療機関と患者との理解と受容が必要となる．長谷川ら[6]は，平均4週間の反張位のベッド上安静からギプスや硬性コルセットへの切り替えで，軽度の後弯変形のみの残存で良好な成績を報告している．患者の適合性，きめ細やかな経過観察など，手術的治療と同様に慎重な対応が必要となる．

手術法の選択においては前方法，後方法，前後合併があり，さらに固定椎間についても考慮しなければならない．この点に関しては従来，McCormackらが提唱したlord sharing分類がわが国でも広く使用されてきた[7]．これは破裂骨折の程度を矢状面，

表1 TLICS（文献4より）

parameter	points
mechanism	
compression	1
burst	1
lateral angulations > 15°	1
translational/rotational	3
distraction	4
neurologic status	
intact	0
nerve root injury	2
spinal cord/conus medullaris injury	
complete	2
incomplete	3
cauda equina	3
posterior ligamentous complex	
intact	0
indeterminate	2
disrupted	3

treatment recommendations：total score < 3. nonoperative treatment：total score = 4, nonoperative or operative treatment：total score > 5. operative treatment.

損傷形態と神経損傷に加え後方靱帯複合体の損傷の要素を加味しそれぞれに点数を配して，5点以上で手術的治療を推奨する指標．

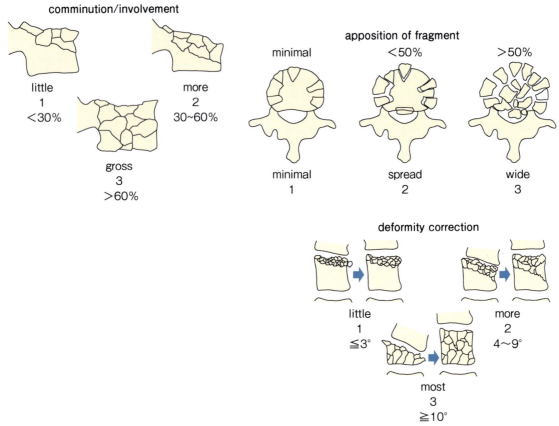

図3 load sharing 分類（文献7より）
椎体の矢状面，横断面，前額面で椎体の損傷の程度でそれぞれ1～3点を配分し，7点以上では後方法単独では対応できないとする評価法．

横断面，前額面に分類しそれぞれの重症度でそれぞれ3点を配分し，総点数が7点以上では後方法単独の限界があることを示したものである（図3）．残念ながら骨質の評価やびまん性特発性骨増殖症（diffuse idiopathic skeletal hyperostosis：DISH）などの評価はされていないこと，さらにインストゥルメントが当時と比較して格段に改良されていることを考えると，この分類に関しても現状のバリデーションが要求される．

低侵襲手術の導入

近年，経皮的椎弓根スクリュー（percutaneous pedicle screw：PPS）の導入により比較的早期にligamentotaxisを利用した整復固定が行われるようになった．2006年にToyoneら[8]は椎弓根スクリューとハイドロキシアパタイトを頚椎弓根的に椎体内に使用し，椎間固定をすることなく，形態的にも神経学的にも良好な成績が得られたことを前向き研究で報告した．その後，本法はPPSを使用した方法で追試され，同様な成績が確認された[9]．脊柱管内の骨片は多くの症例で椎体内に戻り経年的に脊柱管は拡大していく．インストゥルメントの改良は本法の汎用に大きく寄与している．後に抜釘することによりmotion segmentの温存も可能な点が優れている．ただ，保存的治療との境界はいまだ明確ではなく，侵襲的治療の合併症を常に念頭に置く必要がある．また麻痺の存在する症例でも応用は可能であるが，後縦靱帯の破綻しているような症例などは

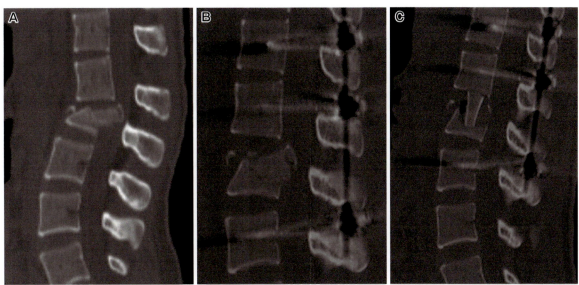

図4 後方単独では限界がある症例も念頭に置き，前方法の追加も考慮する
A：術前，B：ligamentotaxisによる整復，C：前方除圧固定の追加．

限界がある．麻痺の改善が予想ほどに得られない場合には，前方除圧固定の追加も考慮すべきであろう（図4）．

前方法に関して

前方除圧固定の合理性については，直接の除圧，強固な固定力，安定した移植母床が挙げられる[10, 11]．一方で急性期では出血量が多く，習熟に時間を要するなどの短所が挙げられる．前方単独で行う場合には，より強固な固定力を得るために前方インストゥルメントの設置が行われる[12]．後方筋群の温存が図られ，長期にわたる安定した治療成績が報告されている．一方，インストゥルメント手術では避けて通れない手術部位感染（surgical site infection：SSI）やinstrumentation failureの懸念，抜釘の容易さの点から，前方除圧に後方インストゥルメント併用の術式もわが国では広く行われており，その成績も長期に安定したものといえる．本法は特に，骨質が不良な場合には多椎間固定も容易に可能である．

術式選択の考え方

解剖学的整復と強固な固定，motion segmentの温存といった治療原則を考え，術式の選択を行う．そのためにはすべての術式をマスターしておくことが重要で，治療経過で問題が生じた場合にもサルベージ手術として役立つものである．

術式選択にあたっては，損傷メカニズムを考え，解剖学的な整復を図ることが重要で，それを可能な限り低侵襲で行うことが重要である．十分な整復ができないと判断した場合には速やかに他の術式に変更する判断が，破裂骨折治療の成功のカギとなる．

引用・参考文献

1) Denis F. The three column spine and its significance in the classification of acute thoracolumbar spinal injuries. Spine. 8 (8), 1983, 817-31.

2) Magerl F. et al. A comprehensive classification of thoracic and lumbar injuries. Eur Spine J. 3 (4), 1994, 184-201.

3) Vaccaro AR. et al. AOSpine thoracolumbar spine injury classification system : fracture description, neurological status, and key modifires. Spine. 38 (23), 2013, 2028-37.

4) Vaccaro AR. et al. A new classification of thoracolumbar injuries : the importance of injury morphology. The integrity of the posterior ligamentous complex and neurologic status. Spine. 30 (20), 2005, 2325-33.

5) 斯波俊祐ほか. 腰椎粉砕骨折の保存療法におけるCT像の追跡. 臨整外. 24 (8), 1989, 999-1005.

6) 長谷川雅一ほか. 麻痺のない胸腰椎破裂骨折に対する保存的治療の経験. 骨折. 23 (1), 2001, 53-5.

7) McCormack T. et al. The load sharing classification of spine fractures. Spine. 19 (15), 1994, 1741-4.

8) Toyone T. et al. The treatment of acute thoracolumbar burst fractures with transpedicular tntracorpeal Hydroxyapatite Grafting following indirect reduction and Pedicle Screw fixation : a prospective study. Spine. 31 (7), 2006, E208-14.

9) 佐藤公治. 成人新鮮胸腰椎椎体骨折に対する最小侵襲脊椎安定術 (MISt). Orthopaedics. 26 (3), 2013, 60-74.

10) Kostuik JP. Anterior fixation for burst fractures of the thoracic and lumbar spine with or without neurological involvement. Spine. 13 (3), 1988, 286-93.

11) 岡田二郎ほか. 胸腰椎破裂骨折に対する手術方法の検討 (前方除圧固定術と後方固定術の比較). 整形と災外. 62 (3), 2013, 492-7.

12) 種市洋. 胸腰椎破裂骨折に対する前方除圧再建術. 日脊会誌. 8 (2), 1997, 368-73.

5 胸腰椎破裂骨折の治療

2）屈曲―伸張損傷（Chance 骨折）の診断と治療

馬場秀夫 Hideo Baba ｜ 長崎労災病院整形外科部長
小西宏昭 Hiroaki Konishi ｜ 長崎労災病院副院長
奥平 毅 Tsuyoshi Okudaira ｜ 長崎労災病院脊椎外科部長
山口貴之 Takayuki Yamaguchi ｜ 長崎労災病院第 2 脊椎外科部長
田丸満智子 Michiko Tamaru ｜ 長崎労災病院整形外科
吉田周平 Shuhei Yoshida ｜ 長崎労災病院整形外科

はじめに

屈曲―伸張損傷（Chance 骨折）は Chance が 1948 年に報告した損傷[1]で，Chance 型損傷，シートベルト型損傷ともいう．脊椎が屈曲・伸展することにより棘突起から椎弓を経て椎弓根，椎体に骨折線が及ぶ骨組織に限局した損傷で，椎間関節や後方の靱帯組織の損傷はない（典型的 Chance 骨折，図 1A）．AO 分類 Type B1（図 2 は 2013 年の分類[2]であり改変しているため，1994 年の分類[3]には当てはまらない）に相当する．ただし典型的 Chance 骨折の頻度は比較的まれで，骨組織に限局せず靱帯組織にも損傷があるのが大部分である．また Chance 骨折の定義が明確でないため椎体の圧迫骨折を合併してい

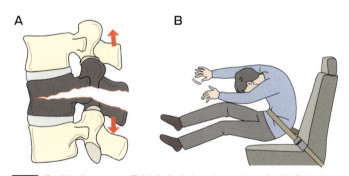

図1 典型的 Chance 骨折（A）とシートベルトによる損傷（B）
A：椎体に骨折線が及ぶ骨組織に限局した損傷で，椎間関節や後方の靱帯組織の損傷はない．
B：シートベルトを支点として椎体に水平な骨折を生じる．

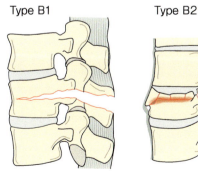 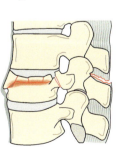 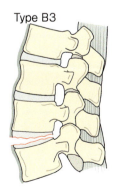

図2 AO 分類（文献 3 より）

る例（AO 分類 Type B2, **図 2**）[2] も含めることが多い．ただし軸圧（axial load）によって発症する（前方，後方とも椎体高は低下する）破裂骨折と鑑別する必要があり，後方の椎体高がおおむね保たれている例を Chance 骨折とするべきである．受傷機転は 2 点式シートベルト（**図 1B**）により損傷するとされているが，転落，スポーツ外傷など他の原因で発症することも多い．また，高エネルギー損傷により多椎体に骨折が及ぶこともある（症例 2；**図 8 ～図 10** 参照）．このような場合，腹部外傷がないか注意する必要がある．最近では超高齢社会となり，びまん性特発性骨増殖症〔diffuse idiopathic skeletal hyperostosis：DISH，強直性脊椎骨増殖症（ankylosing spinal hyperostosis：ASH）ともいう〕に伴う reverse Chance 骨折（AO 分類 Type B3 に相当する，**図 2**）の頻度が多くなってきている．特に骨粗鬆症を伴う場合，軽微な外傷でも出現する（症例 1：**図 5 ～図 7** 参照）．骨粗鬆により骨折線の判断が困難で，転位が少ない場合は画像診断が遅れることもあり注意を要する．骨連続性が途絶えたところに応力が集中するため著明な転位により麻痺を発症する可能性もある．

画像診断

胸腰椎移行部に発生することが多い．脊椎の横断性骨折を X 線で診断する．ただし前述のように骨粗鬆により骨折線の判断が困難なことも多い（**図 5A，B** 参照）．そのような例では CT，MRI が有用である．CT 矢状断像では，X 線では困難であった脊椎の横断性骨折の診断が可能となる（**図 5C，D** 参照）．MRI では，椎体の骨折線と後方支持組織の損傷（CT では困難である軟部組織の損傷に特に有用）が明瞭となる．椎体の骨折線は T2 強調画像より T1 強調画像や STIR 画像（または T2* 強調画像）の方がより明瞭に描出できる（**図 6，図 9** 参照）．

STIR 画像は椎体の骨折線に加え，CT では困難である後方の軟部組織の損傷も高輝度に描出される（**図 6C，D** 参照）．

治療方針

Chance 骨折の場合，亀裂骨折程度であれば硬性コルセット，ギプスなど保存的治療も可能であるが，多くは不安定性を有しており手術の適応となる．特に DISH を伴う reverse Chance 骨折は画像上不安定性が軽度でも保存的治療は困難であることが多い．長幹骨の横骨折と類似しており保存的に経過をみても偽関節となり，さらに麻痺を発症することもある．また，最初は転位がほとんどなくても経過中に徐々に転位が進行する可能性があり，注意深い経過観察が必要である．手術は椎弓根スクリューを使用した後方固定の適応である．固定範囲は骨質がしっかりしている若年者では 1 above 1 below（**図 14** 参照）で対応可能だが，不安定性が高度であれば固定範囲を延長する必要がある．特に DISH を伴う reverse Chance 骨折では長幹骨の横骨折と同様 3 above 3 below が必要である（**図 13** 参照）．骨粗鬆があり固定性に問題があれば，フックやネスプロンケーブルを併用する．最近では，低侵襲手術が可能となり経皮的椎弓根スクリュー（percutaneous pedicle screw：PPS）を使用した後方固定も行われるようになってきている（**図 14，図 15** 参照）．

reverse Chance 骨折で前方開大がある場合，整復操作が必要になるが通常の 4 点フレームでは整復操作は困難である．透視可能なウィルソン弯曲フレームもあるが角度調整が困難であり，脊椎弯曲フレーム（ハンドルでの角度調整付き，ただしカーボン製ではないので正面透視が見づらい）が有用である（**図 3**）．最近ではヒンジでの角度調整が付いたフルカーボンベッド（proAXIS® table）が発売され，これを使用すれば正面透視による椎弓根スクリュー

（特に PPS）挿入が容易となった（図4）．

高度な Chance 骨折の場合，整復位により椎体に欠損が生じることがある．その場合は前方支柱再建も必要で前後方固定の適応となる．このようなケースではフットプリント（終板と接触する部分）の大きな expandable cage（ケージが伸長するタイプ）が有用である．後方は DISH を伴う reverse Chance 骨折と同様 3 above 3 below が必要となる（図16，図17，図18 参照）．

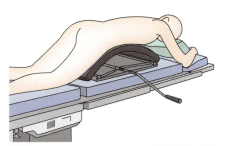

図3 脊椎弯曲フレーム（ハンドルでの角度調整付き）
ただしカーボン製ではないので正面透視が見づらいのが欠点である．

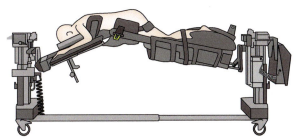

図4 フルカーボンベッド（ヒンジでの角度調整付き）
正面透視による椎弓根スクリュー（特にPPS）挿入が容易となった．

> **point**
> ・Chance 骨折は破裂骨折とは術式が異なるため，その鑑別が重要である．
> ・DISHを伴うreverse Chance 骨折は骨粗鬆により骨折線の判断が困難なことがあり，MRI（特にSTIR画像）が診断に有用である．
> ・最初は転位がほとんどないChance 骨折（特にDISHを伴うreverse Chance 骨折）でも経過中に徐々に転位が進行する可能性があり，注意深い経過観察が必要である．

症例提示

症例 1（90 歳，女性，L1 reverse Chance 骨折，DISH 合併）

誤って後ろ向きに転倒し，腰痛が出現．改善しないため当院受診．腰部に圧痛があるものの神経学的

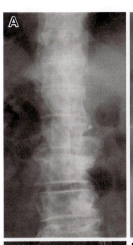
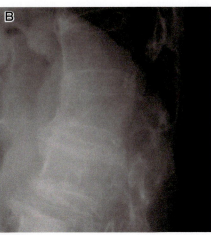
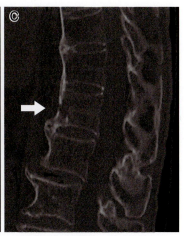
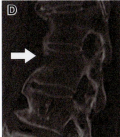

図5 症例1-①：90 歳，女性，L1 reverse Chance 骨折，DISH 合併
A：正面X線．
B：側面X線．X線上骨折が明瞭ではない．
C：CT矢状断像，正中．
D：正中やや右．CTでは横断性骨折が明瞭となるが，後方支持組織の損傷は明らかでない．

には異常はなかった．X線上骨折が明瞭ではないが，CTでは横断性骨折が明らかであった（**図5**）．MRIでは椎体骨折はさらに明瞭になり，特にSTIR画像はCTでは困難な後方の支持組織の損傷も描出可能であった（**図6**）．DISHを伴うreverse Chance骨折は画像上転位が軽度でもコルセットなどの保存的治療で骨癒合する可能性は低く，Th11-L3の後方固定術を行った（**図7**）．

症例2（56歳，男性，Th7，9 Chance骨折）

7〜8mの梯子から誤って転落し受傷．当院に緊急搬送．背部に圧痛あるものの神経学的には異常はなかった．X線上Th7，9に椎体の骨折を認めたが，後方支持組織の損傷は明らかでなかった．CTではTh7，9椎体骨折に加えTh3〜Th9の7椎弓，棘突起の骨折を認めた（**図8**）．胸腹部臓器損傷はなかった．MRIでは，Th7，9椎体骨折はT2強調画像と比較しSTIR画像でより明瞭に描出された（**図9**）．Th7，9椎弓根骨折を認めたため，Th7，9には椎弓根スクリューを使用せずTh5-11の後方固定術を行った（**図10**）．

症例3〔62歳，女性（身長142 cm，体重93 kg，BMI 46），L2 reverse Chance骨折，DISH合併〕

バイク運転中後方より追突され受傷．当院に緊急搬送．著明な腰背部痛を認めるものの神経学的には異常はなかった．X線上広範囲のDISHとL2で横断性骨折を認めた（**図11**）．CTではL2椎体前方の著明な開大を認めた（**図12**）．転位が著明であったため術中体位での整復を計画したが高度の肥満があり整復操作に難渋するも，脊椎弯曲フレーム（**図3**）

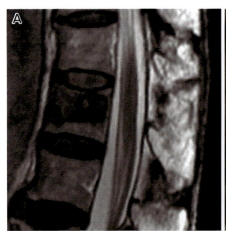
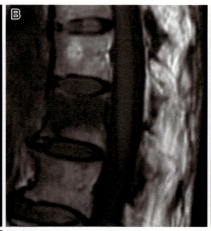
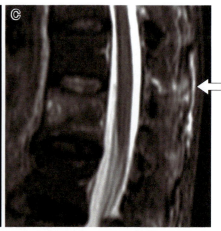
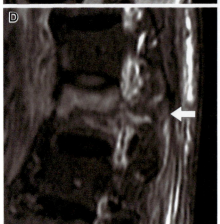

図6 症例1-②：MRI矢状断像
A：T2強調画像，B：T1強調画像，C：STIR画像，正中，D：STIR画像，正中やや右．
MRIでは椎体骨折が明瞭に描出できる．STIR画像では，後方支持組織の損傷も明瞭となる（矢印）．

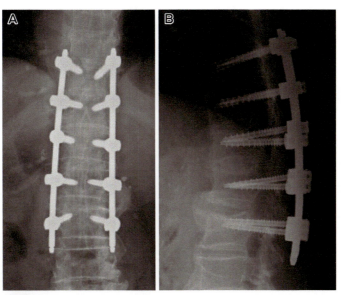

図7 症例1-③：術後X線像
A：正面X線，B：側面X線．
DISHを伴うreverse Chance骨折は画像上転位が軽度でも骨癒合する可能性は低く，椎弓根スクリューを使用したTh11-L3の後方固定術を行った．

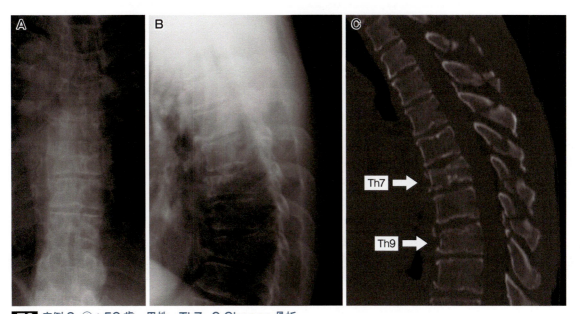

図8 症例2-①：56歳，男性，Th7, 9 Chance骨折
A：正面X線．
B：側面X線．X線上Th7, 9に椎体の圧迫骨折を認めたが，後方支持組織の損傷は明らかでなかった．
C：CT矢状断像．CTではTh7, 9椎体圧迫骨折に加え，Th3～Th9の7椎弓，棘突起の骨折を認めた．

を使用し，どうにか整復後3 above 3 belowでTh11-L5間の後方固定を行った（**図13**）．

症例4（31歳，男性，L3 Chance骨折）

乗用車の後部座席乗車中の衝突事故で過屈曲となり受傷．近医より紹介受診．腰部に圧痛があるが神経学的には異常はなかった．X線上L3椎体上縁と棘突起の骨折を認めた．CTではL3椎体上縁と棘突起の骨折に加え，L4椎体上縁にも軽度骨折を認めた．手術は低侵襲目的にL2とL4にPPSを使用した後方固定を行った（**図14**）．骨折により後弯を

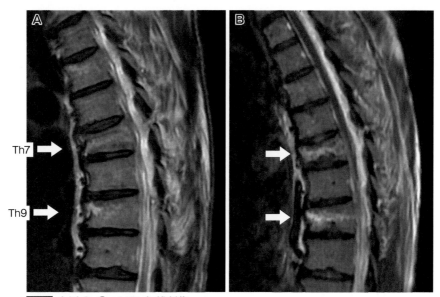

図9 症例2-②：MRI矢状断像
A：T2強調画像，B：STIR画像．
Th7, 9椎体骨折はT2強調画像と比較し，STIR画像でより明瞭に描出される．

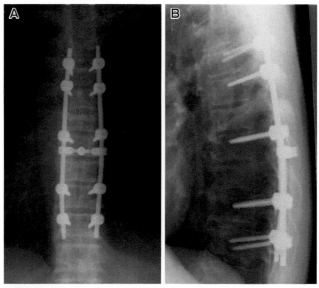

図10 症例2-③：術後X線像
A：正面X線，B：側面X線．
Th7, 9椎弓根骨折を認めたためTh7, 9には椎弓根スクリューを使用せず，Th5-11の後方固定術を行った．

認めたため術中に後弯の矯正を行った．まずL2とL4にPPSを挿入後，前弯をつけたロッドを挿入した．至適前弯をつけられる位置でL2にset screwを挿入しscrew hedを固定した．次にrod holderを尾側に倒しL4の中にロッドが入り込むようにして後弯を矯正した．さらにL4にset screwを入れ後弯を矯正した（図15）．このような工夫を行うことにより，後弯の矯正はある程度可能であった．ただしこの整復法は骨粗鬆症の症例には禁忌である．また過矯正とならない，硬性コルセットを装着し術後矯正損失とならないよう注意が必要である．

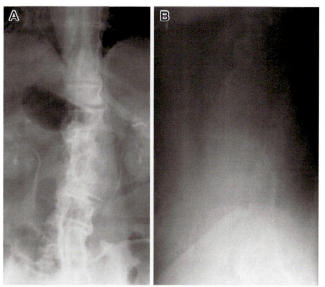

図11 症例3-①, 術後X線像：62歳, 女性, L2 reverse Chance骨折, DISH合併
A：正面X線, B：側面X線.
広範囲のDISH, L2で横断性骨折を認めた.

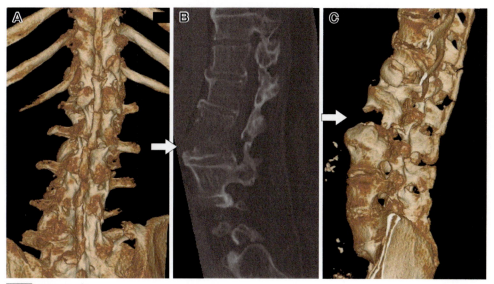

図12 症例3-②
A：3DCT 後面, B：CT矢状断像, C：3DCT側面.
CTではL2椎体前方の著明な開大（矢印）を認めた.

症例5 （55歳, 男性, L1 Chance骨折, DISH合併）

　誤って尻もちをつき受傷. 腰痛が著明で近医受診. 経過をみていたが2週後さらに疼痛が増悪したため近医に入院した. 1ヵ月経過しても症状が改善しないため当院初診. 臥位で寝られないため坐位で寝て いる. 神経学的な異常はなかった. X線では L1椎体破壊により同部で著明な局所後弯が出現しており, 後屈しても後弯が残存している（図16）. CT, MRIではL1椎体骨折による骨欠損が明瞭に描出できる. STIR画像では後方支持組織の損傷も明瞭となった（図17）. L1椎体骨欠損部にフットプリン

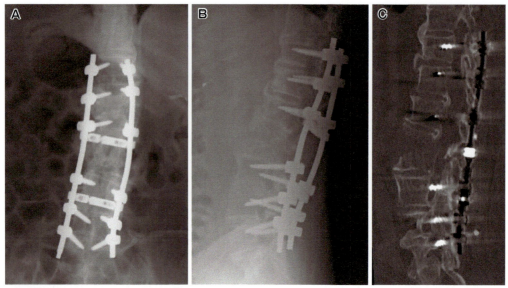

図13 症例3-③：術後X線像・CT像
A：正面X線，B：側面X線，C：術後CT矢状断像．
高度の肥満があり整復操作に難渋したものの，転位が著明であったため脊椎弯曲フレームを使用し，どうにか整復後 3 above 3 belowでTh11-L5間の後方固定を行った．

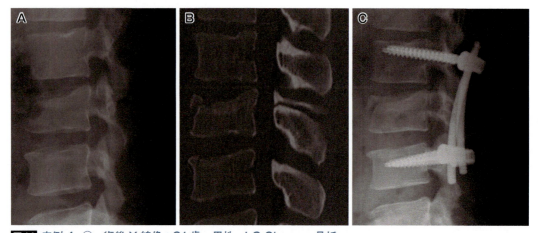

図14 症例4-①，術後X線像：31歳，男性，L3 Chance骨折
A：側面X線，
B：CT矢状断像．X線上，L3椎体上縁と棘突起の骨折を認めた．CTではL3椎体上縁と棘突起の骨折に加え，L4椎体上縁にも軽度骨折を認めた．
C：術後X線側面．前弯を形成するようにしてL2とL4にPPSを使用し，後方固定術を行った．

トの大きなexpandable cageを使用し，前方固定を行った．次に椎弓根スクリューを使用したTh10-L4の後方固定を行った（**図18**）．

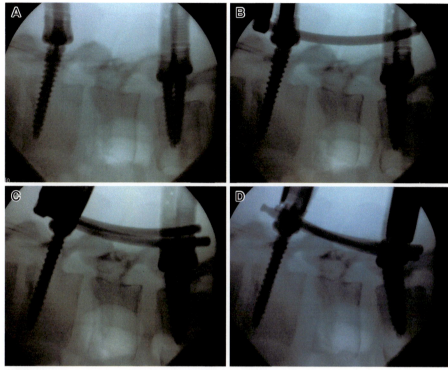

図15 症例 4-②：術中イメージ側面，左頭側，右尾側
A：L2とL4にPPSを挿入した．
B：前弯をつけていたロッドを挿入した．至適前弯をつけられる位置でL2にset screwを挿入し，screw hedを固定した．
C：rod holderを尾側に倒し，L4の中にロッドが入り込むようにして後弯を矯正した．
D：L4にset screwを入れ，さらに後弯を矯正した．

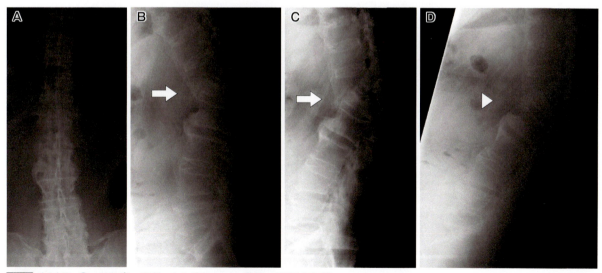

図16 症例 5-①：55 歳，男性，L1 Chance 骨折，DISH 合併
A：正面X線，B：側面X線前屈，C：中間位，D：後屈．
L1椎体破壊により同部で著明な局所後弯（矢印）が出現している．後屈しても後弯が残存（矢頭）している．

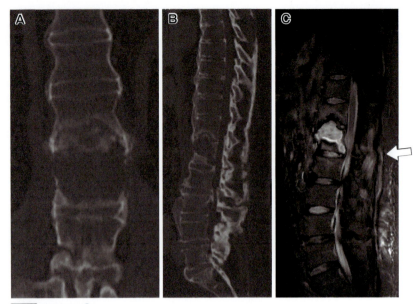

図17 症例 5-②
A：CT冠状断像，**B**：CT矢状断像，**C**：MRI STIR矢状断像．
CT，MRIではL1椎体骨折による骨欠損が明瞭に描出できる．STIR画像では後方支持組織の損傷も明瞭となる（矢印）．

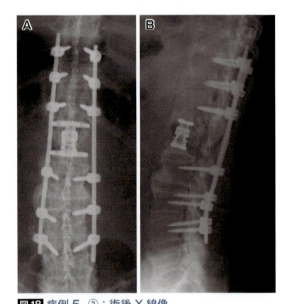

図18 症例 5-③：術後 X 線像
A：正面X線，**B**：側面X線．
L1椎体骨欠損部にフットプリントの大きなexpandable cageを使用し，前方固定を行った．次に，椎弓根スクリューを使用したTh10-L4の後方固定を行った．

引用・参考文献

1) Chance GQ. Note on a type of flexion fracture of the spine. Br J Radiol. 21 (249), 1948, 452.
2) Vaccaro AR. et al. AOSpine thoracolumbar spine injury classification system：fracture description, neurological status, and key modifiers. Spine. 38 (23), 2013, 2028-37.
3) Magerl F. et al. A comprehensive classification of thoracic and lumbar injuries. Eur Spine J. 3 (4), 1994, 184-201.

5 胸腰椎破裂骨折の治療

3）胸腰椎破裂骨折の手術の実際
① 前方からの矯正固定 WEB動画

馬場秀夫 Hideo Baba ｜ 長崎労災病院整形外科部長
小西宏昭 Hiroaki Konishi ｜ 長崎労災病院副院長
奥平 毅 Tsuyoshi Okudaira ｜ 長崎労災病院脊椎外科部長
山口貴之 Takayuki Yamaguchi ｜ 長崎労災病院第2脊椎外科部長
田丸満智子 Michiko Tamaru ｜ 長崎労災病院整形外科
吉田周平 Shuhei Yoshida ｜ 長崎労災病院整形外科

はじめに

　軸圧（axial load）により椎体後壁が損傷され，骨片が脊柱管内に突出し破裂骨折となる．胸腰椎破裂骨折はAO分類[1] Type A3，A4に相当する．後方固定でも対応可能な例も多いが，椎体破壊が高度で椎体高が減少している例では前方支柱再建の必要があり，前方固定術の適応となる．前方固定の適応については椎体破壊を点数化したMcCormackら[2]が提唱したload sharing分類がある〔2章5-1），p.130参照〕．7点以上は後方固定単独では対応困難で前方支柱再建を行う必要があるとしている．屈曲—伸張損傷（Chance骨折）の破裂骨折（AO分類Type B1またはType B2に相当）で後方支持組織の破綻が高度なもの（破裂骨折との複合損傷のタイプもある．したがって前方固定単独の場合，後方支持組織の評価は特に大切である），脱臼骨折（AO分類Type Cに相当）は前方固定単独の適応はない．後方固定，もしくは椎体破壊や椎体間の支持性の欠如が高度な例は前後方固定術を考慮するべきである．

　破裂骨折は胸腰椎移行部に多く同部では荷重軸が椎体にあることにより，前方支持組織の強固な再建が可能な前方固定はバイオメカニクス的観点からも有利である．したがって前方法は良好な矯正が可能で，後方法と比較して術後の矯正損失は少ない．また，麻痺例では破裂骨片を切除することにより直接除圧も可能である．特に破裂骨折の多い胸腰椎移行部は後弯部位であり，後方からの間接除圧より前方からの直接除圧が優れている．しかし前方法は出血量など手術侵襲が問題となる．出血対策としては，受傷直後ではなく数日後から1週間以内に手術を行うのが適当である．しかし麻痺例では早期の手術が必要であり，術中の出血対策が必須である．

　前方法の問題点として開胸となった場合，手術侵襲が大きくなる．したがって胸膜外アプローチを目指すべきである．損傷椎体の2レベル上位の肋骨からアプローチする．L1椎体骨折では第11肋骨から展開するため通常行っている方法（前方の肋軟骨を縦切，前方に延長し後腹膜腔を展開後，横隔膜を切離する）で可能だが，Th12椎体骨折で第10肋骨から展開する場合，第11肋骨より肋骨が長いため前方の展開が大きくなる．また第10肋骨から胸膜と横隔膜との境界までの距離が長く，展開時に胸膜を損傷する可能性が高い．胸膜損傷を避けるためわれわれは第10肋骨を切除後に第11肋骨から展開する方法（後述「手術手技」参照）で行っている．この方法を用いてから手術時間の短縮が可能となり，術後胸腔ドレーンを挿入することはなくなっている．

　中位胸椎部から腰椎にかけて，下大動脈は左側から右側に移動する．個人差があるので各症例ごとにインストゥルメントが下大動脈と接触しないか，その位置を確認して左側，右側いずれからアプローチするかを決定する．いずれも問題がなければ，下大静脈から遠い左側アプローチとする．また3DCTA

を行うと術前に肋間（分節）動脈の走行を確認することができる．胸膜外アプローチであり片肺換気にする必要はないが，壁側胸膜損傷時には片肺換気の方が縫合に便利であり片肺用挿管チューブとしておいた方がよい．

　前方に自家腸骨を使用する方法もあるが，われわれは椎体間ケージ（expandable cage：伸長可能なタイプ）を使用している（図4，図14）．自家骨による椎体置換の場合，全層で大きな自家腸骨が必要となり，術後腸骨骨折を頻繁に経験している．椎体間ケージであれば，アプローチ時に採取した肋骨を使用すれば局所骨と合わせると腸骨から骨採取をする必要がなくなるからである．またケージのsubsidence（沈み込み）に関しては，ケージを椎体の真ん中ではなく側方に設置すると椎体外縁の硬い部分とケージが接触することになり防ぐことが可能である（図4）．

　前方にインストゥルメントを挿入すれば強固な固定が可能であるが，頭尾側方向に3椎体を展開する必要がある．そのためアプローチに時間がかかり，胸膜損傷のリスクが高くなる．最近では経皮的椎弓根スクリュー（percutaneous pedicle screw：PPS）が使用可能となり後方固定での侵襲の軽減，手術時間の短縮が可能となった．前方は椎体置換のみとし，後方にPPSを使用する前後方固定を行うことも多い．

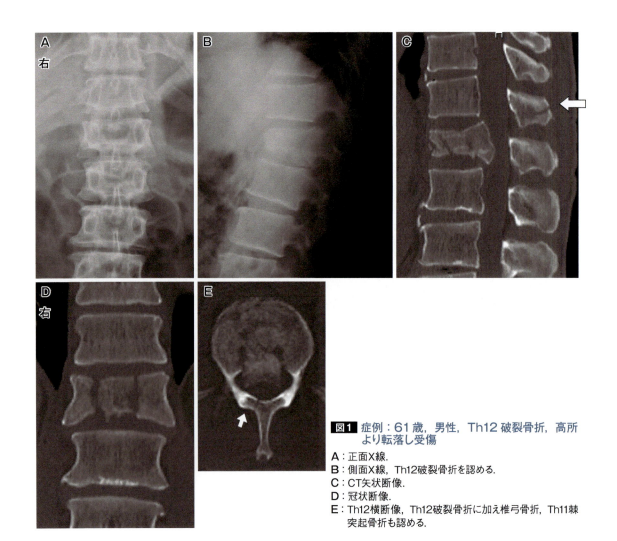

図1 症例：61歳，男性，Th12破裂骨折，高所より転落し受傷

A：正面X線．
B：側面X線，Th12破裂骨折を認める．
C：CT矢状断像．
D：冠状断像．
E：Th12横断像，Th12破裂骨折に加え椎弓骨折，Th11棘突起骨折も認める．

point
- load sharing分類を参考に手術術式を決定する.
- 後方支持組織損傷の評価を十分行い, 前方固定単独法を選択する.
- 下大動脈の位置を確認し, 左右のアプローチを決定する.
- 肋間（分節）動脈の走行を確認する.

症例提示

61歳, 男性, Th12破裂骨折

高所より転落し受傷, 当院に緊急搬送. 背部に圧痛があるものの, 神経学的には異常はなかった. X線上Th12破裂骨折を認める. CTではTh12破裂骨折に加え椎弓骨折, Th11棘突起骨折も認めた(図1). MRIでTh12レベルで破裂骨片が脊柱管内に突出していた（図2）. MRI, 造影CTによりTh11/12レベルで下大動脈は左側に位置することが確認でき, Th11からL1にインストゥルメントを使用する前方固定術の場合, 右側アプローチが適切であると判断した. 3DCTAの右側像で肋間および腰（分節）動脈の走行を確認した（図3）. 右側より胸膜外進入でアプローチしTh11からL1間を椎体間ケージ, Kaneda deviceを使用し前方固定を行った（図4）.

手術手技（Th12破裂骨折, 右側アプローチの場合）

完全左側臥位とする. 枕などで腋窩部と腓骨頭部の除圧を行い, 腋窩部, 大転子部に布絆創膏でしっかりと固定（絆創膏で手術台を2～3周回す）する. 上肢は図5のようにしっかり挙上する（C-アームを入れやすくするため）. 手術台の折り曲げ部位は腸骨稜と大転子の間とし脊柱がまっすぐになる程度に手

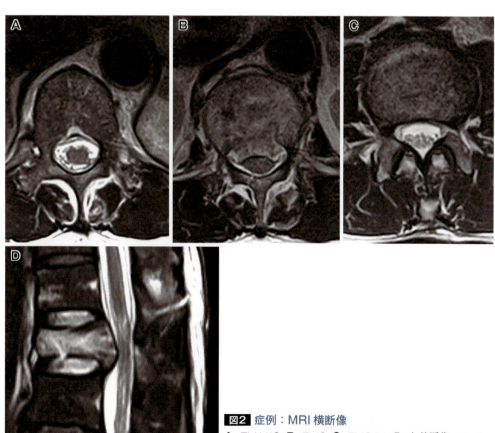

図2 症例：MRI横断像
A：Th11/12, B：Th12, C：Th12/L1, D：矢状断像, Th12レベルで破裂骨片が脊柱管内に突出している.

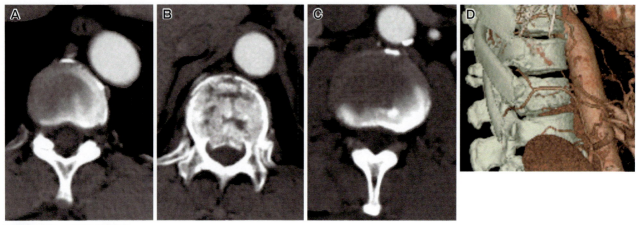

図3 症例：CTA 横断像
A：Th11/12，B：Th12，C：Th12/L1，Th11/12レベルで下大動脈は左側に位置する，D：3DCTA，右側像で術前に肋間（分節）動脈の走行を確認する．

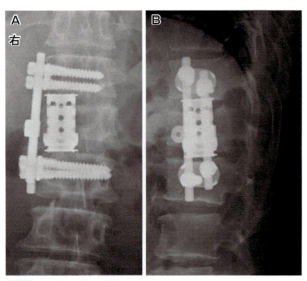

図4 症例：術後 X 線
A：正面，B：側面．右側より胸膜外進入でアプローチしTh11からL1間を椎体間ケージ，Kaneda deviceを使用し前方固定を行った．subsidence（沈み込み）を防ぐためケージを椎体の真ん中ではなく側方に設置した．

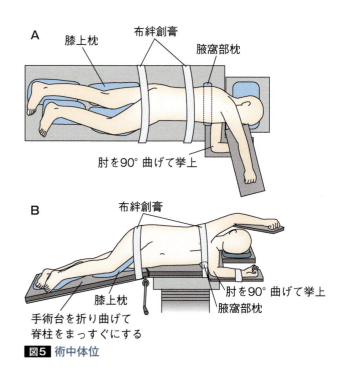

図5 術中体位

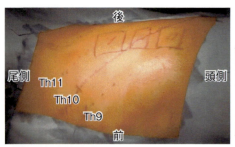

図6 皮切部位のマーク

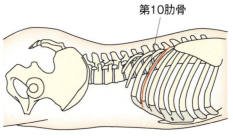

術台を折り曲げる（折り曲げすぎないように）．このとき，完全側臥位であるか正面透視で必ず確認する．

側面透視で椎体の位置を確認し，皮膚にマークをつけてTh12椎体上を切除肋骨（今回は第10肋骨）とする（図6）．後方は肋骨角部までとし，傍脊柱筋は損傷しないよう注意する．前方は肋軟骨までは切開せず（前述のようにこの時点では後腹膜腔に入らない）可能な範囲で皮切を短めにする．したがってこの方法では外腹斜筋，内腹斜筋，腹横筋は展開しない．肋骨の骨膜剥離はcobb elevator（大きい方がよい）を使用し肋骨上縁は後上方から前下方（図7），下縁は前下方から後上方（図8）とし，全周性に剥離後，肋骨を切除する（図9）．次に第11肋骨を確認後，第11肋骨の上縁から後面を剥離（図10），さらにツッペル鉗子や指先で鈍的に胸膜を第12肋骨に向かって剥離後横隔膜を確認し，前後方を展開．胸膜と横隔膜の境界を確認後（図11），横隔膜の一部を切開し指先を横隔膜の裏（後腹膜腔，後腹膜脂肪組織が確認できる）に入れ剥離（図12）し，胸膜と横隔膜の境界から約1cmのところで横隔膜を切離する．切離した横隔膜の断端はstay sutureとしておくと後で縫合しやすい．横隔膜を後方まで切離し腹膜を腎臓，尿管ごと前方へよけ大腰筋を確認する．このとき，頭側は胸膜，尾側は腹膜を損傷しないよう十分に剥離し，最後に横隔膜脚を切離し胸膜外腔と後腹膜腔を交通させる．Th11椎体全体が確認できるまで頭側の胸膜を剥離（このとき胸膜を損傷しやすい），大腰筋の起始部を後方に剥離しTh11からL1椎体側面を展開する．透視で高位を確認し，レトラクター（SynFrameなど）を装着する．必要であればTh11肋骨頭をノミで切除する．Th11, Th12, L1の肋間および腰（分節）動静脈を前後方向に十分剥離後，結紮する．Th12椎体後方の椎弓根を展開後，出血に注意しながら尾側の椎間孔を確認する（図13）．

Th11/12, Th12/L1椎間板の切除を正面透視を使用しcobb elevator，リングキュレットなどで反対側まで十分に切除する（これにより反対側までの深さを確認できる）．次に，幅広の片刃ノミなどを使用し，正中から前方の椎体を切除する．このとき反対側の椎弓根を越える深さまで切除する．次に椎弓根，椎

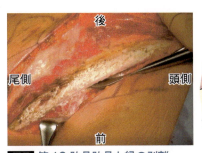

図7 第10肋骨肋骨上縁の剥離

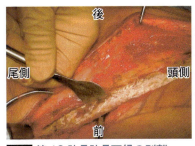

図8 第10肋骨肋骨下縁の剥離

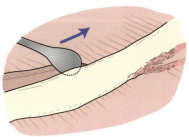

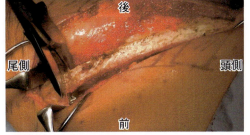

図9 第10肋骨の切除

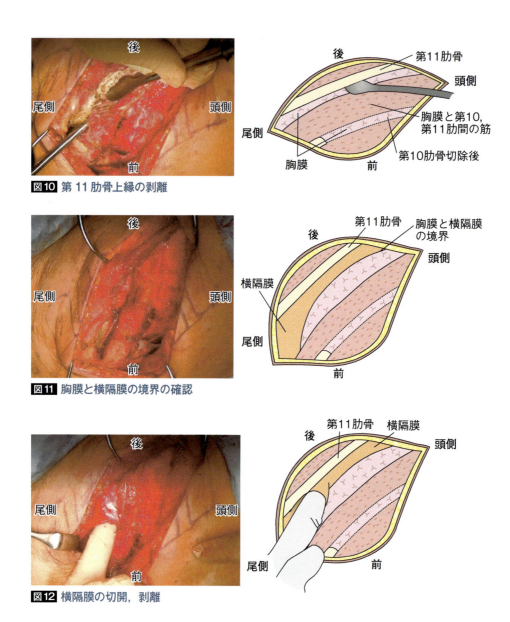

図10 第11肋骨上縁の剥離

図11 胸膜と横隔膜の境界の確認

図12 横隔膜の切開，剥離

間孔のすぐ前方の椎体をノミで切除し骨片を摘出する．骨片が後方に転位し摘出に難渋する場合，椎体拡大器で拡大すると骨片は前方に移動し摘出しやすい．後縦靱帯は損傷していないことが多く，温存する．後縦靱帯を切ると硬膜外静脈叢からの止血に難渋する．椎体からの出血はボーンワックス，硬膜外静脈叢からの出血はインテグラン®，アビテン®，サージセル®，フロシール®などを適時使用し止血する．

椎体間の長さを計測後，その範囲まで伸長可能な椎体間ケージを選択する．ケージ内に採取した肋骨，局所骨をミル状にした後充塡する．ケージは椎体の真ん中ではなく側方に設置し伸長する（図4，図14）．このとき局所の後弯が残存していれば，背部より用手的に押して整復してもよい．expandable cageを使用した場合，固定性が良好となるまでケージを伸長する（終板を損傷するほど伸長させてはいけない）．Th11，L1椎体にプレートを打ち込み，スクリューをそれぞれ2本ずつ挿入する（図15）．このとき後方のスクリューは脊柱管内に入らないようやや前方に（10〜15°くらい）向ける．脊柱管に入ってい

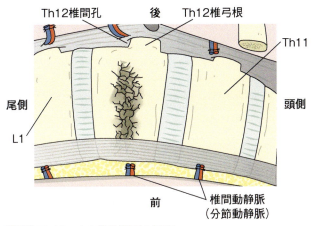

図13 Th11〜L1椎体側面の展開

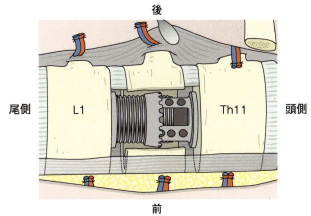

図14 Th12椎体間ケージの設置

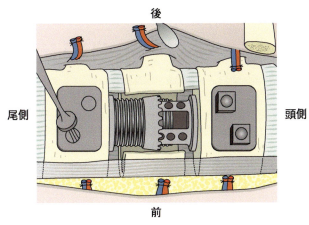

図15 Th11，L1プレートの設置

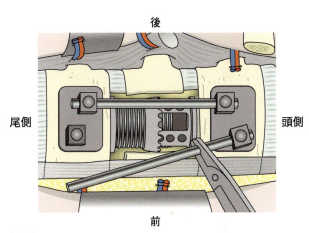

図16 ロッドの設置

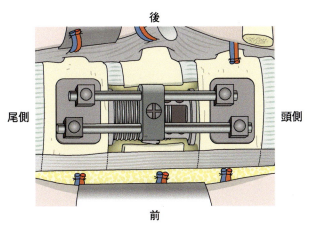

図17 トランスバースの設置

ないかどうかを必ず側面透視で確認する．適切なロッドをまず後方から次に前方に設置し（**図16**），セットスクリューを締結する．最後にトランスバースを設置する（**図17**）．術野を洗浄液で満たし肺を膨らまし，胸膜からの空気の漏れがないことを確認する．術野を十分洗浄後，残りの局所骨をケージ周囲に移植する．出血が多ければ（少なければ必要ない）吸引チューブを留置し，横隔膜を縫合後（縫合できない場合あり），創を閉鎖する．

手術のコツ

- 体位は完全側臥位でしっかり布絆創膏で固定する．
- 肋骨の骨膜剥離にはcobb elevatorが有効である．
- 胸膜と横隔膜の境界をしっかり確認する．境界がわかりづらければ麻酔医に肺を膨らませてもらう．
- 第11肋骨の上縁から後面を剥離すると，容易に胸膜と横隔膜の境界まで達する．
- 頭側の胸膜を剥離するとき胸膜を損傷しやすい．第11肋骨に沿って付着している胸膜を剥離すると損傷を防げる．
- ケージは椎体の真ん中ではなく側方に設置した方がケージのsubsidence防止となる．

ピットフォール

- 体位は手術中も常に完全側臥位であるか随時確認する（途中体位がずれることがあり，その場合ベッドをコントロールして調整する）．
- 硬膜外静脈叢からの出血が予測される場合（受傷後早期手術例など）は，あらかじめTh11，L1椎体にプレートを打ち込みスクリューを挿入後，損傷椎体操作を行った方が出血量を減少させることができる．
- 硬膜外静脈叢からの出血に備え各種止血材を素早く出せるようあらかじめ準備をしておく．

引用・参考文献

1) Vaccaro AR. et al. AOSpine thoracolumbar spine injury classification system：fracture description, neurological status, and key modifiers. Spine. 38 (23), 2013, 2028-37.

2) McCormack T. et al. The load sharing classification of spine fractures. Spine. 19 (15), 1994. 1741-4.

5 胸腰椎破裂骨折の治療

3) 胸腰椎破裂骨折の手術の実際
② 後方からの矯正固定 [WEB動画▶]

山口貴之 Takayuki Yamaguchi ┃ 長崎労災病院第2脊椎外科部長
馬場秀夫 Hideo Baba ┃ 長崎労災病院整形外科部長
田丸満智子 Michiko Tamaru ┃ 長崎労災病院整形外科

小西宏昭 Hiroaki Konishi ┃ 長崎労災病院副院長
奥平 毅 Tsuyoshi Okudaira ┃ 長崎労災病院脊椎外科部長
吉田周平 Shuhei Yoshida ┃ 長崎労災病院整形外科

はじめに

　後方法単独では従来からインプラント破損，脊柱管内に突出した骨片の不十分な処置，矯正損失などの問題が指摘されてきた．しかし，2006年にToyoneらが後方からの短椎間整復固定の臨床成績を報告し[1]，10年経過例でも良好な成績が維持されていることを報告した[2]．

　Middle columnの重度の破壊を伴う例においては後方法単独では対処が困難な場合もあるが，前方法，前方後方法に比較して手術侵襲が小さく，前方手術経験の少ない術者においても慣れたアプローチで手術可能である点が後方法の利点である．

適 応

　後方手技のみで整復，固定を完了するため，椎体粉砕の高度な例，ligamentotaxisによる整復が期待できない例は適応外であり，前方手技，前方後方手技を考慮する．

　具体的な適応としては，McCormackのload sharing分類[3]ではcommunition＜2点，apposition of fragments＜2点，合計6点程度の症例とする．

point

　上記よりも軽微な損傷でThoracolumbar Injury Classification and Severity Score[4](TLICS)が低スコアで保存的治療が可能な例であっても，早期の離床が望ましい例には手術を行うことがある．また，多発外傷など，全身状態の不良な症例においてはダメージコントロール手術として後方法を行い，二期的に前方法を行うことも可能である．

症 例

　36歳，男性，3mの転落で受傷．自力歩行で帰宅し，近医受診後，加療目的に当科紹介となった．下肢の筋力低下，感覚障害，膀胱直腸障害を認めない．

　初診時画像所見（図1）では外傷性の側弯，後弯あり．CT（図2）で椎体の圧壊，側弯化を認め，骨片の脊柱管突出率は40％程度である．

　Load sharing分類ではcommunition 2点，apposition of fragments 2点と判断した．

　Johnson & Johnson社製Universal Spine Systemのシャンツスクリュー，ロッドシステムを使用しオープン手技でToyoneらの提唱したindirect reduction and pedicle screw fixationに基づいた後方矯正固定術を行った．

　まず，イメージ下に骨折椎体，固定椎体の大まかなデザインを行う（図3）．次いで，側面像で椎弓根の方向を確認する．

　通常の後方手技と同様に展開し，椎弓根スクリューを挿入する．

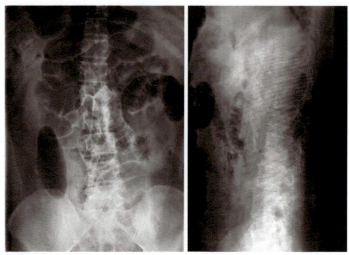

図1 初診時単純X線写真
L1椎体の扁平化，外傷性の側弯，後弯を認める．

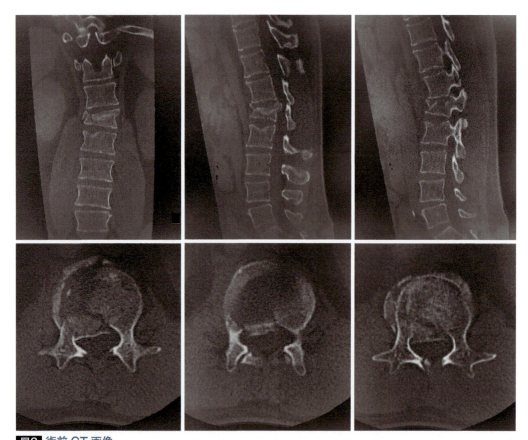

図2 術前CT画像
L1椎体での局所後弯があり，骨片が一部脊柱管内に突出している．

> **手術のコツ**
> 後方要素は可能な限り温存する．椎体の扁平化があり，また側弯のある例では，この際スクリューは平行とならない．また近位椎体ではdistraction操作でのスクリューのcut out予防のために，通常の椎弓根スクリューよりも遠位方向に向けて挿入することも多い（図4）．

> **手術のコツ**
> スクリューは可能な限り太いものを長く挿入する．

椎弓根スクリューが正確に挿入できたことを確認し，ロッドを連結し，その後整復操作を行う．ロッドはdistraction操作を考慮し，計測よりも20 mm程度長いものを使用する．まず，局所後弯を整復するためにde-kyphosis操作を行い，イメージ側面像で整復を確認する．この際，椎体後壁が短縮しないように留意する必要があり，短縮予防のためのストッパーデバイスを使用する．可能な限り左右同時に後弯矯正を行う（動画1）．目標とする前弯が獲得できた時点でスクリューの角度を固定する．次いでストッパーとスクリュー間でdistraction操作を行う（図5）．

この操作の目標はligamentotaxisによる突出骨片の整復であり，椎体高の復元は操作に伴いおのずと得られる（動画2）．

> **ピットフォール**
> イメージ画像で骨片の整復が確認できることもあるが，はっきりと確認できない場合もover distractionによる隣接椎間板損傷の報告があり，正常椎体高以上の牽引は行うべきではない．突出骨片の整復が困難な場合には，神経学的所見によっては除圧術，もしくは前方手技を考慮する．

整復が完了した時点でスクリューとロッドの最終締結を行う．

術後単純X線写真では側弯，後弯が矯正されているのが確認できる（図6）．

骨質が良好な患者では，椎体癒合を期待し，またmobile segmentの温存の観点からも後方骨移植は行わないことが多い．われわれの施設では術後1年

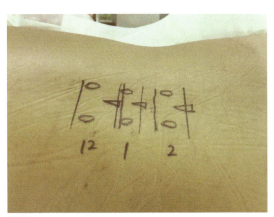

図3 術前デザイン

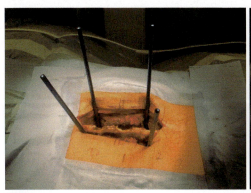
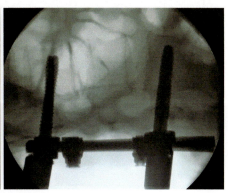

図4 スクリュー挿入後
スクリューは各椎弓根に挿入されており，特にTh12では外傷性の側弯を反映している．Th12スクリューは通常よりも下向きに挿入している．

程度で骨内異物除去術を行っている．

椎体形成術については，整復後に大きなギャップが生じるような症例においては選択肢の一つとなる．ただし，この際には片側のスクリューとロッドで整復を保持し対側からギャップに経椎弓根的に椎体形成を行うのが愛護的な操作という面から望ましいと考える．

注意すべき合併症

1. スクリューの誤挿入，位置不良

慎重なプロービング，頻回の画像確認を要する．誤挿入があれば可能であれば再度正しく挿入する．不可能であれば隣接椎体への挿入を考慮するが，この場合，motion segment を失うことになり，初回での正確な挿入を心がけることが必要である．

2. 術後感染

早期の洗浄手術，起炎菌に応じた抗菌薬治療を行う．

3. 早期の弛み

内固定・外固定の固定力不足，骨質不良，感染による．原因を確定し，場合によっては前方手技の追加を考慮する．

後療法

術後数日でコルセットを装着し，立位歩行訓練を開始する．

術後 CT では後弯は矯正され，脊柱管内に突出した骨片も整復されているのが確認できる（図7）．

> **ピットフォール**
> 過牽引を行わなかった症例でも，固定による隣接椎間板変性の報告があり[5]，これについては術前に十分なインフォームドコンセントが必要である．

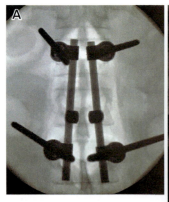

図5 distraction 操作
ストッパーとスクリュー間で操作する．初診時側面像に比べて椎体近位の骨片の突出が改善している．

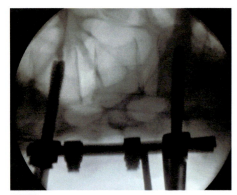
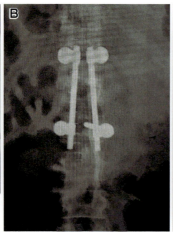
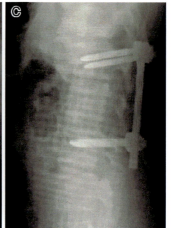

図6 最終締結後イメージ画像（A），術後単純 X 線写真（B，C）
外傷性の側弯，後弯は矯正されている．

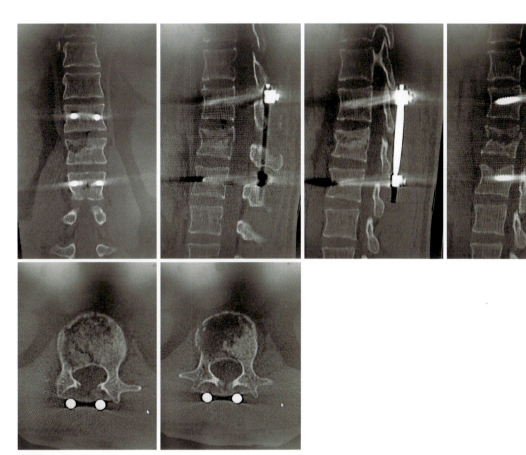

図7 術後 CT 画像
突出した後壁骨片は整復されている.

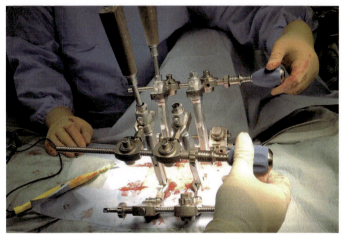

図8 経皮デバイス (longitude trauma device, Medtronic sofamor danek)

手術のコツ

後弯矯正，distraction操作は可能な限り左右同時に行う．片側操作ではスクリューのcut outが生じることがある．また，整復の難しい症例では一気に整復を試みるのではなく，多段階的に仮固定を行いながら愛護的に整復操作を行う．

point

近年，経皮手技のデバイスの進歩により，経皮椎弓根スクリューを使用したシステムでも同様の手技が可能となった（longitude trauma device, Medtronic sofamor danek）（図8）．この際にも，やはり両側同時に，多段階に整復を行い，スクリューのcut outに留意する必要がある．

ピットフォール

骨質の不良な例では 2 above 2 belowでの後方矯正も可能であるが，手技が煩雑となり，すべてのスクリューに均一にreduction forceをかけるのは難易度が高い．このような症例では前方サポートも積極的に検討すべきである．

引用・参考文献

1) Toyone T. et al. The treatment of acute thoracolumbar burst fractures with transpedicular intracoporeal hydroxyapatite grafting following indirect reduction and pedicle screw fixation：a prospective study. Spine. 31 (7), 2006, E208-14.

2) Toyone T. et al. Short-segmental fixation without fusion for thoracolumbar burst fractures with neurological defict can preserve thoracolumbar motion without resulting in post-traumatic disc degeneration：a 10-year follow-up study. Spine. 38 (17), 2013, 1482 - 90.

3) McCormack T. et al. The load sharing classification of spine fractures. Spine. 19 (15), 1994 , 1741-4.

4) Vaccaro AR. A new classification of thoracolumbar injuries：the importance of injury morphology, the integrity of the posterior ligamentous complex, and neurologic status. Spine. 30 (20), 2005 , 2325-33.

5) 増田剛宏. 脊椎椎体骨折に対する抜釘を企図した後方矯正固定術後に損傷椎体隣接椎間板の変性を認めた16症例の検討. 第46回日本脊椎脊髄病学会学術集会.

5 胸腰椎破裂骨折の治療

3）胸腰椎破裂骨折の手術の実際
③ 前後方からの矯正固定が必要なケース `WEB 動画▶`

奥平 毅 Tsuyoshi Okudaira ┃ 長崎労災病院脊椎外科部長
馬場秀夫 Hideo Baba ┃ 長崎労災病院整形外科部長
田丸満智子 Michiko Tamaru ┃ 長崎労災病院整形外科

小西宏昭 Hiroaki Konishi ┃ 長崎労災病院副院長
山口貴之 Takayuki Yamaguchi ┃ 長崎労災病院第2脊椎外科部長
吉田周平 Shuhei Yoshida ┃ 長崎労災病院整形外科

はじめに

胸腰椎，腰椎損傷に対する手術的治療は，高エネルギー外傷による脊椎損傷の場合は特にアプローチが容易な後方から行われ，多臓器損傷など併存外傷治療を考慮したダメージコントロール理論に沿って，可及的脊柱安定化が目標になる[1]．

そのなかには ligamentotaxis のメカニズムにて脊柱管内陥入骨片の整復も期待できる骨折型（AO分類 Type A3，A4，B2）や，後方を縮めることで治療が完結する骨折型（AO 分類 Type B1，Chance 骨折）は原則損傷椎体の 1 above 1 below で経皮的椎弓根スクリュー（percutaneous pedicle screw：PPS）やシャンツスクリューでの後方固定のみの一期的再建も可能である．

しかし，AO 分類 Type B2 の症例のなかで，転位陥入骨片が整復されず麻痺の回復の妨げになり得ると判断した場合や，後方固定のみでは支持性に不安がある場合には二期的前方再建を施行することがある（図1）．

前方からの陥入骨片の除圧も可能である前方単独再建手術[2]は，後方 tension band 機構が破綻し転位している AO 分類 Type B2 には原則として適応はなく，前方後方同時固定の適応である（図2）．前方支柱荷重分担は後方 tension band 機構が正常でないとうまくいかず，また後方 tension band 機構は前方支柱が健全でないと機能しないとされ

る[3]．そのどちらも修復可能な前方後方矯正固定術は利にかなった術式ではあるが，どうしても侵襲が大きくなるのが問題であった．

近年，低侵襲前側方進入脊椎固定術（lateral access lumbar interbody fusion：L-LIF）の発達や，PPS の発展により，前方後方同時固定を，侵襲を抑えて施行することが可能となってきた．

当院では高エネルギー外傷以外の脊椎損傷，前方支柱粉砕が強い症例，骨粗鬆症など，前方の支持性に不安がある症例に対して前方後方同時固定を施行しているので，以下に紹介する．

症例提示

59歳，女性

1）経 過

1週間前に階段で転倒，腰痛を主訴に独歩で来院した．

下肢神経学的異常は認めず，単純 X 線にて L1 の圧迫骨折を認めた（図3）．

Jewett 型装具，鎮痛薬処方にて経過をみるように説明したが，その 10 日後に両大腿前面痛が出現し腰痛増強，坐位・立位不可能となり，体動困難で入院となった．

2）術前画像

CT では L1 椎体骨折による局所後弯を認め，後壁突出骨片による脊柱管の狭窄を認める（図4A）．

MRI では L1 に新鮮椎体骨折を認め，後壁損傷に

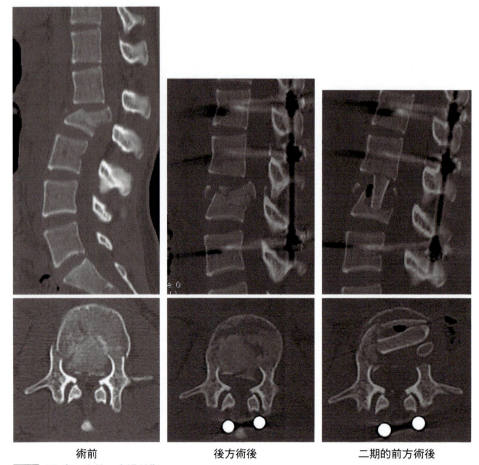

術前　　　　　　　後方術後　　　　　　二期的前方術後

図1 18歳，女性，交通外傷
L2の破裂骨折，AO分類Type B2（T12-L1間の棘間靱帯の損傷を認めた）．
シャンツスクリューによる後方固定を行うも脊柱管内陥入骨片を整復できず，麻痺ASIA Cも改善しなかったため，二期的に前方除圧固定術を施行した．

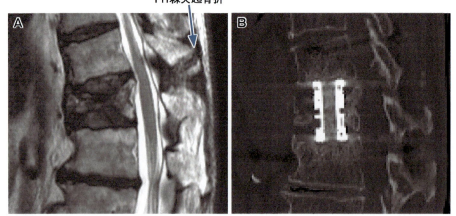

図2 67歳，男性
T12 圧壊，T11 棘突起骨折を認め（A），AO分類Type B2．前方後方矯正固定術を行い，術後1年良好な骨癒合を得た（B）．

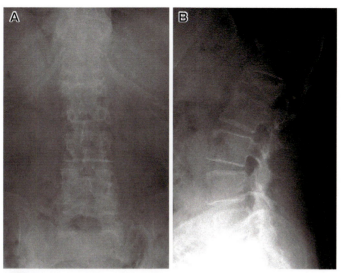

図3 症例（59歳，女性）：単純X線
A：正面像，B：側面像．L1圧壊を認める．

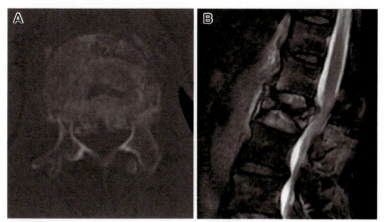

図4 症例：CT（A：横断像），MRI（B：側面像）
脊柱管内への骨片陥入を認め，脊髄の圧迫，脊髄の輝度変化，L1棘突起，L1-2 棘間靱帯の輝度変化を認める．

伴う脊柱管内突出骨片による脊髄の圧迫，また同部位での脊髄の輝度変化を認める．L1棘突起，L1-2棘間靱帯に輝度変化を認めるため，AO分類TypeB2と考えられた（図4B）．

よって，L1椎体亜全摘，X-CORE™ 2，expandable cageによる椎体置換，後方経皮椎弓根スクリュー固定（1 above 1 below）による前後方の矯正固定術を計画した．

3）手術手技

①右側臥位とし，正確な骨切除と適切なケージ設置を施行するために，術中透視でL1椎体，頭尾側椎体の正確な正面側面像が得られるように体位を固定する（図5）．

②側面透視と触診で，L1椎体上に第11肋骨が横切ることを確認する（図6）．
第11肋骨上に皮切を加え皮下を展開し，展開部を横切る広背筋をすくい上げ，一塊として切除し肋骨を露出する（動画参照）．

③肋骨を骨膜下に胸膜を損傷しないように慎重に剥離する．その際，頭側は背側より，尾側は腹側か

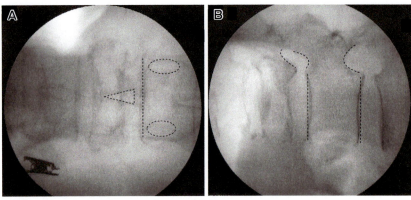

図5 術前イメージ写真（A：前後，B：側面）
正面像では棘突起が中央に位置し，左右の椎弓根が対象に，隣接椎体終板が二重に見えないように，また側面像では隣接椎体終板が1本に，左右の椎弓根が重なるように体位，イメージを調節する．

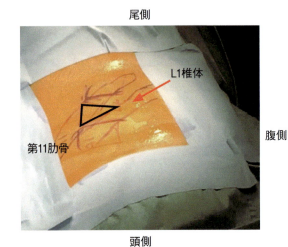

図6 術野作図
第11肋骨がL1椎体上にある．

らcobb elevatorにて剥離する（**図7A，B**）．移植骨確保のため，肋軟骨部から肋骨角まで大きめに切除する．

④肋骨骨膜を剥離すると胸膜越しに呼吸に合わせて上下する肺を確認できるようになり，横隔膜と胸膜の境界（胸膜の折り返し）が観察できる．横隔膜は薄く，後腹膜脂肪が透見できる場所があり，そこを横隔膜線維方向に裂くと容易に後腹膜腔に進入することができる（**図8，動画**）．

⑤腰方形筋，大腰筋と展開を進めて，大腰筋と横隔膜が交わるところが内側弓状靱帯で，T12/L1の椎間板高位近傍となる．

⑥MaXcess® 4レトラクターを設置し，損傷椎体の頭尾側終板の処置を行う（**図9**）．エンドキャップトライアルで設置するエンドキャップの大きさを決定する．

point
T12/L1椎間に最初にcobb elevatorを通すときには，健常椎体（図8ではT12）を傷めないように刃先をL1に向け，スペースが確保できた後，刃先を反対に向けT12の軟骨終板を処置する．

point
正面透視像では椎弓根が左右とも偏りなく観察でき，棘突起が椎体の中央にくるように，体位を設定する．

⑦設置予定のエンドキャップトライアルよりも長いトライアルを（トライアルが迷入しないように）損傷椎体の頭尾側椎間にそのまま留置し，透視でトライアル位置を確認して骨切り部の参考やエンドキャップの角度（0°にするか前弯，後弯4°にするか）の参考とする（**図10**）．

⑧トライアルの位置を参考に，損傷椎体側壁を展開し分節動脈を処置する．

⑨長めのトライアルを置いたまま，正面透視を見ながらノミを使用して損傷椎体前方から骨切りを行う．後方から行った場合，損傷椎体が脊柱から切

尾側

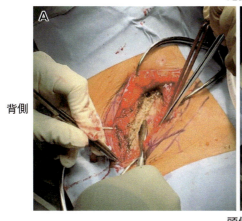
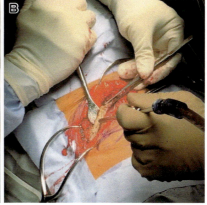

背側　腹側

頭側

図7 肋骨を骨膜下に剥離を行う
頭側は背側より（A），尾側は腹側より（B）剥離を行う．

腹側

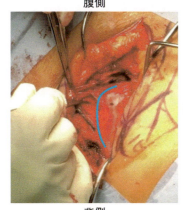

頭側

背側

図8 横隔膜，胸膜の折り返しの展開
胸膜の折り返し（青線）とそれより尾側にある横隔膜を鑷子で線維方向に裂いているところ．

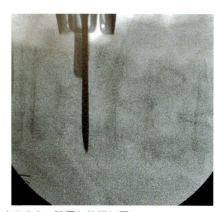

図9 レトラクター設置と終板処置

背側　左側

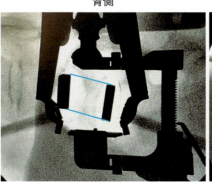
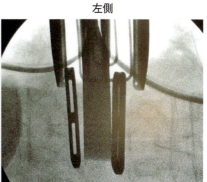

腹側　右側　尾側

図10 骨切り時イメージ図
トライアルの位置を参考に骨切りラインを設定する．青線は骨切りライン．

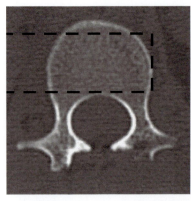

図11 骨切り時の注意
ノミは対側椎弓根を越えないところまでとする．椎体は正面では四角に見えるが椎体は横断面では円形のため，椎弓根を越えてノミを進めると対側皮質骨を損傷する可能性がある．

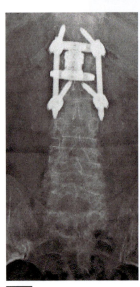 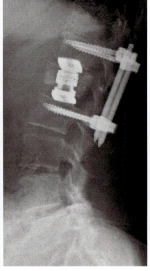 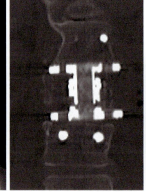 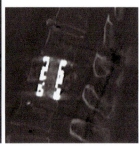

図12
手術時間：2時間37分，出血量160 g.
前方：1時間39分，出血量130 g.
後方：21分，出血量30 g.

り離され，不安定となり前方骨切りが困難となる（図10，図11）．

⑩計測に合わせたケージ，エンドキャップを局所骨，切除肋骨を砕いて充填し，正面透視を見ながら慎重に設置する．また余った移植骨をケージの進入側，側方に充填する．後方の安定化が終わっていないので，ケージの過剰な開大は行わない．

point
腹側から骨切りを行い，その後背側の骨切りを行う．その逆を行うと損傷椎体が脊柱から分離し浮いた形になり，腹側の骨切りが困難となる．

⑪裂いた横隔膜を可及的に修復し（**動画**），各筋層を合わせて皮下皮膚縫合し前方手技が終了する．ほとんどの場合，ドレーンは必要ない．

⑫後方は経皮的に可及的に長い椎弓根スクリューを刺入，ロッドを締結し手術は終了となる（図12）．

4）後療法

本症例は骨粗鬆症が基盤にあると考えられ，PTH（parathyroid hormone，副甲状腺ホルモン）製剤の投与を術後に開始し，硬性コルセットにて術翌日よりベッド上坐位，術後3ヵ月硬性コルセットを継続し，その後軟性コルセットを3ヵ月間継続する．

5）注意すべき合併症

本症例は，後方は経皮椎弓根スクリューにて1 above 1 below で行っているが，パーキンソン症候群を合併している症例，びまん性突発性骨増殖症（diffuse idiopathic skeletal hyperostosis：DISH）

など脊柱の可撓性が失われている症例など，変性後弯，変性側弯など，もともとアライメントが悪い症例などでは，高率に implant failure を経験しており，後方の長範囲固定も検討しなければいけない.

引用・参考文献

1) Bellabarba C. et al. Does early fracture fixation of thoracolumbar spine fractures decrease morbidity or mortality? Spine. 35 (9 Suppl), 2010, S138-45.

2) 種市洋. 胸腰椎損傷の診断と治療, 新しい視点. 整・災外. 46：

599-606, 2003.

3) Harms J. et al. Instrumented Spinal Surgery：Principles and Technique. New York, Thieme Medical Publishers, 1999, 1-19.

6 胸腰椎椎体骨折の保存的治療

椎体骨折の保存的治療
(脆弱性／非外傷性／高齢者)

戸川大輔 Daisuke Togawa ｜ 浜松医科大学長寿運動器疾患教育研究講座特任准教授

はじめに

　本邦は2007（平成19）年に超高齢社会（高齢化率21％以上）となって以後も高齢化率が上昇しつづけている．2017（平成29）年版の高齢社会白書（内閣府）では高齢化率（国民における65歳以上の人口率）が27.3％に達したと報告されている[1]．高齢者の数が増えれば，骨粗鬆症有病率とそれによる脆弱性骨折症例が増加し，これらに対する診療はより重要となる．椎体骨折は骨粗鬆症を背景として発生する脆弱性骨折のなかで最多の骨折である．通常，椎体骨折は2～3ヵ月の保存的治療にて約8割で骨癒合が得られ，QOLを再獲得できる[2]．しかし約1～2割の椎体骨折は骨癒合が得られず，体動時痛が遷延したり，骨折椎体を起点として脊柱が後弯変形に至る場合もあり，注意を要する．

　椎体骨折は疼痛，機能ともに予後良好であることが多いため，骨折後の骨癒合の確認，骨折後の骨粗鬆症治療，骨癒合後の疼痛緩和，後弯進行予防についての経過観察がやや不十分になりがちである．しかし骨癒合が得られず，骨折椎体が圧潰して著しく楔状化すると脊柱後弯となり，慢性腰痛の原因になる場合がある．また，椎体骨折（片）が脊柱管内に陥入すれば神経障害をきたして，侵襲の大きな脊柱

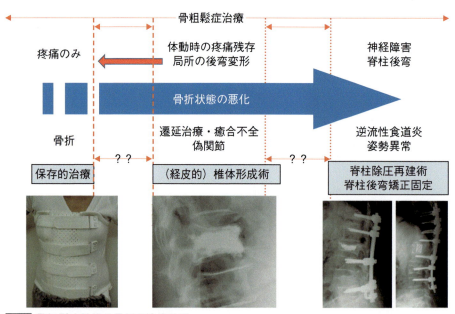

図1 骨粗鬆症性椎体骨折の治療体系
背景にある骨粗鬆症に対する薬物治療はいかなるときにも必須である．十分な長さの硬性装具で椎体骨折を制動すると同時に，脊柱矢状面アライメント異常も制御する．脊柱後弯や神経障害があれば侵襲の大きな手術を行わざるを得ないが，局所の後弯変形や体動時の疼痛残存に対しては経皮的椎体形成術を施行する．保存的治療中は経皮的椎体形成術の適応のタイミングをみながら経過をみる．

除圧再建手術を要する場合もある．骨粗鬆症性椎体骨折は，その状態によりさまざまな治療が行われる（図1）．

本稿では，骨粗鬆症性椎体骨折の保存的治療において注意すべきポイントについて述べる．

骨粗鬆症性椎体骨折診療の問題点

現在，腰部脊柱管狭窄症や腰痛などさまざまな疾患や病態に対してガイドラインが示されるようになってきている．しかし，非常に頻繁に遭遇する骨粗鬆症性椎体骨折の診療においては，いまだガイドラインが存在しない．骨粗鬆症の治療薬の多くで脆弱性骨折の予防効果のエビデンスが確立され（表1），骨折予防効果が期待されている一方，高齢者が急増しているにもかかわらず骨粗鬆症薬物治療率は15〜20％との報告が多く[4]，追いついていない．このあたりは近年，骨粗鬆症リエゾンサービスの推進により，骨粗鬆症マネージャーの数が増加し，投薬や服薬コンプライアンスのチェックを行うようになってきている．しかし投薬率が低い現状では，骨粗鬆

表1　骨粗鬆症治療薬の有効性の評価一覧（文献3より）

分類	薬物名	骨密度	椎体骨折	非椎体骨折	大腿骨近位部骨折
カルシウム薬	L-アスパラギン酸カルシウム	B	B	B	C
	リン酸水素カルシウム				
女性ホルモン薬	エストリオール	C	C	C	C
	結合型エストロゲン[#1]	A	A	A	A
	エストラジオール	A	B	B	C
活性型ビタミンD₁薬	アルファカルシドール	B	B	B	C
	カルシトリオール	B	B	B	C
	エルデカルシトール	A	A	B	C
ビタミンK₂薬	メナテトレノン	B	B	B	C
ビスホスホネート薬	エチドロン酸	A	B	C	C
	アレンドロン酸	A	A	A	A
	リセドロン酸	A	A	A	A
	ミノドロン酸	A	A	C	C
	イバンドロン酸	A	A	B	C
SERM	ラロキシフェン	A	A	B	C
	バゼドキシフェン	A	A	B	C
カルシトニン[#2]	エルカトニン	B	B	C	C
	サケカルシトニン	B	B	C	C
副甲状腺ホルモン薬	テリパラチド（遺伝子組換え）	A	A	A	C
	テリパラチド酢酸塩	A	A	C	C
抗RANKL抗体薬	デノスマブ	A	A	A	A
その他	イプリフラボン	C	C	C	C
	ナンドロロン	C	C	C	C

#1: 骨粗鬆症は保険適用外，#2：疼痛に関して鎮痛作用を有し，疼痛を改善する（A）．

薬物に関する「有効性の評価（A，B，C）」
骨密度上昇効果
　A：上昇効果がある
　B：上昇するとの報告がある
　C：上昇するとの報告はない

骨折発生抑制効果（椎体，非椎体，大腿骨近位部それぞれについて）
　A：抑制する
　B：抑制するとの報告がある
　C：抑制するとの報告はない

第2章　脊椎損傷の診断と治療

6　胸腰椎椎体骨折の保存的治療

165

症性椎体骨折の頻度も上昇する可能性が高い．また体動時痛を特徴とする椎体骨折を早期に確実に診断するための方法，骨折癒合率の悪い骨折型を見極める，またそのような骨折に対して早期から手術治療を行うという治療ストラテジーを立てるために大規模なデータの蓄積と解析が必要である．

1. 椎体骨折の診断：理学所見

骨粗鬆症性椎体骨折での症状は，外傷直後から激痛で体動困難となった場合を除いては，主に体動時の疼痛で安静時痛が軽度なこともあるため，診断が遅れる場合がある．

> **point**
> 骨粗鬆症性椎体骨折を確実に診断するためには，まず「椎体骨折を疑う」ことがもっとも重要である．外傷のエピソードがなくても高齢者の腰背部痛を診たら必ず椎体骨折を鑑別診断から除いてはいけない．

患者の身体所見を診ることは重要ではあるが，椎体骨折の場合，疼痛部位と骨折部位に解離がある場合もあり，局所の圧痛や叩打痛の感度，特異度は必ずしも高くはない．

> **point**
> 椎体骨折の部位と疼痛部位は必ずしも一致しないことがある．胸椎部の骨折で側胸部を痛がったり，上位腰椎の骨折で殿部痛を訴えることがあるため注意を要する．叩打痛は骨折がなくとも疼痛を訴える場合もあり，感度は高くない．

高齢者の問診で，「寝返りのとき」や「寝た状態から起き上がるとき」「座っていて立ち上がるとき」など，体動に伴う腰背部付近の著しい疼痛がある場合は，新鮮椎体骨折が存在する可能性が極めて高い．

2. 椎体骨折の診断：画像所見

1枚の単純X線像で新鮮椎体骨折を診断することは困難である理由がいくつかある．まず，陳旧性骨折と新鮮骨折の見分けがつかない．既存のX線像があれば比較できるが，特に多数の椎体骨折がある場合にどの椎体骨折が新鮮骨折なのかを見分けるのは困難であり，時に不可能ですらある．また重度の骨粗鬆症，肥満，側弯などがあると椎体の輪郭を捉えるのは難しく，X線のみで診断するのが不可能な場合もある．

> **point**
> X線画像では正面像，側面像をよく見て骨折診断を行うが，特に側面像で椎体前壁の輪郭に異常がないかどうか（全体膨隆，局所の膨隆，段差）をよく見ると見逃がしにくい．

骨折したことによる異常な椎体内部の動き（椎体内不安定性）を画像検査で確実に捉えるためには，体位を変えて（坐位または立位で椎体に荷重した場合と，仰臥位で荷重しない場合），または撮影時期をずらして撮影し比較をするといった工夫が必要である（図2）．

その他の画像検査では，MRIを撮影することが確実な診断への解決策となるので，新鮮椎体骨折の疑いが強い場合にはなるべく早くにMRIを撮影すべきである．

> **ピットフォール**
> 救急受診時などにCTを撮影する場合もあるが，単純X線同様，陳旧性骨折との鑑別は難しく，輪郭異常が少ない，または輪郭異常のない椎体骨折は診断できないこともある．やはり画像診断にはMRIがもっとも有用である．

MRIでの陳旧性椎体骨折は，非骨折椎体と同等の信号を呈するが，骨癒合が得られていない椎体はT1強調画像で低信号，short T1 inversion recovery（STIR）像で高信号を呈する．また，過屈曲や過伸展などの外傷機転では椎体骨折のみならず脊柱後方要素である椎間関節や棘突起，棘上・棘間靱帯を損傷している場合もあり，これら軟部組織を含めた初期診断をMRIで行う必要がある．これらを損傷している場合には脊柱が損傷部位で著しく

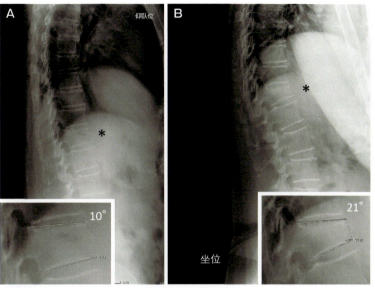

図2 79歳，女性，第12胸椎椎体骨折症例
仰臥位では第12胸椎の楔状角が10°（A），坐位では21°（B）と同一椎体に形態の相違を認め，不安定性のある椎体骨折と診断できる．

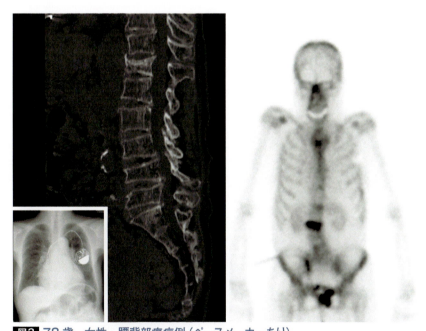

図3 78歳，女性，腰背部痛症例（ペースメーカーあり）
ベッドから転落後2日目で救急外来受診．体動に伴う腰背部痛を認める．CTでは多発性腰椎椎体骨折の所見を認めるが，どの椎体が新規骨折かの判断は難しい．ペースメーカーがありMRI撮影不可であったため，骨シンチグラムを撮影し，第2腰椎新鮮椎体骨折と診断できた．

不安定であり，著しい疼痛や神経障害による症状が出やすく，原則手術治療を要する．

ペースメーカー挿入後でMRIを撮影できない場合，骨シンチグラムを用いて診断することもできる（図3）．診断されることなく，また診断・治療を受けずに経過した椎体骨折の一部は，遷延する腰背部痛を呈し，脊柱変形の元凶となり得るので，高齢者の腰背部痛を診たら外傷機転がなくても脆弱性骨折

がある可能性を念頭に置いて診療することが重要である．

3. 椎体骨折の保存的治療：装具療法

千葉ら日本整形外科学会脊椎脊髄病委員会が中心となった多施設前向き共同研究では，3種類の保存的治療がランダムに比較検討された．骨癒合率では有意な差がなかったものの，ギプス包帯固定4週，硬性体幹装具4週，さらに既製の体幹装具4週と，比較的強固な固定を行った群で，3週間の臥床安静後9週間半硬性装具を装着した群と比較して椎体の楔状化が抑制できたことを報告している[5]．この研究は，椎体骨折をよりよい形で骨癒合に導くためには，ある程度，強固な外固定が効果的であることを示唆している．Kimらは発症3日以内の1椎体新鮮椎体骨折60患者を装具なし，軟性装具，硬性装具にランダムに割り振り12週間観察したが，3群の疼痛，QOL，椎体圧潰率に有意な差がなかったと報告している[6]．椎体骨折の装具治療では明らかなエビデンスが存在していないと米国整形外科学会も独自の検討結果を報告している[7]．

> **ピットフォール**
> 椎体骨折の保存的治療ではrandomized controlled trial (RCT) でのエビデンスが確立されていない．しかしエビデンスがないからといって，治療がどのようなものであってもよいというわけではない．骨折治療の原則に準じて，形態を保ちつつ骨癒合に導いて，疼痛や機能予後をしっかり診察することが整形外科医の務めである．

多数の外来患者を診療するなかで，椎体骨折のある高齢者にギプスを巻くことが一般的であるとは言い難いのが現状であろう．しかし，骨折椎体の形態によっては体幹の前傾により骨折椎体は容易に楔状化するので，体幹の前傾を抑制するために，胸骨までかかる長さをもつ装具装着が重要である（図4）．

> **point**
> 椎体骨折発症後，体動困難な時期が遷延し装具療法が有効ではない場合もある．また，肥満体型で装具が明らかに無効な場合などもある．これらの場合にも椎体骨折の形態，骨折癒合状態，ADLやQOLを考慮しつつ，経過を観察する．
> これらの改善が十分でない場合には観血的治療（手術）を選択肢として考慮する場合もある．

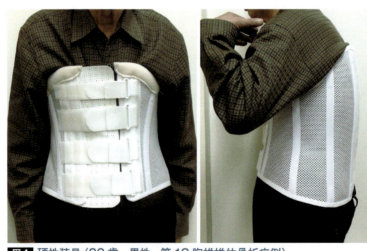

図4 硬性装具（82歳，男性，第12胸椎椎体骨折症例）
胸骨までかかる長さの硬性装具で骨折椎体を安定化させ，骨癒合を誘導する．体幹の前傾を制御して骨折椎体の楔状化を予防する．

最良の保存的治療が標準化されるためには，まずエビデンスの確立が必要であり，慎重に計画されたrandomized controlled study やガイドライン確立が待ち望まれる．

現段階では骨粗鬆症性椎体骨折に対するゴールドスタンダードな保存的治療は確立されておらず，各医師，各病院がもっともよい，またはもっとも手慣れた保存的治療を行っているのが現状である[8]．また，保存的治療のゴール設定が疼痛緩和である場合や，骨癒合である場合，ADL の回復である場合など，患者の年齢，性別，骨折以前の ADL などによりさまざまであり，このことが最良の治療方法を決めにくくしている側面もある．また，病院の方針として椎体骨折に対する長期入院加療が困難である場合もあり，社会的にも椎体骨折の診療体系が整いにくい状況にある．

4. 装具療法の問題点

体幹ギプスや硬性コルセットの装着は高齢者にとってかなりの苦痛を強いることになり，コンプライアンスを保つのが難しく，また1日の装着時間などの具体的な指針は存在しない．もっとも重要なのは装具を処方する医師が，その装着の意義と方法をしっかりと説明することである．これがなければ装具療法は効果的ではない．しかも体表から遠い椎体の骨折では，有効な固定力を得るのが困難である．

point

装着直後から体動時の疼痛が緩和する場合にはコンプライアンスよく装着してもらえるが，疼痛が軽い場合には装着率が低くなりがちである．骨折椎体を形よく骨癒合に導くために体幹前傾を防ぐ必要があることを，画像を用いて繰り返し説明する．装着率が上がらない場合には矢状面アライメントが破綻した脊柱変形患者のX線像を見せると効果がある場合もある．また，あまり厳密にしすぎない（24時間装着を求めない）ことも長期装着のためによい場合もある．

高齢者の椎体骨折後に遅発性麻痺を生じる確率は決して高くはないが，近年，成人・高齢者の脊柱変形治療に注目が集まるに従って，椎体骨折の変形治癒（著しい楔状化）による脊柱後弯や，遷延治癒，癒合不全，偽関節による著しい体動時痛を生じる症例が治療を求めて医療機関を受診することが多くなっている．骨粗鬆症性椎体骨折は，受傷早期で変形の少ない期間の方が治療は容易で，成績も良好である．椎体骨折診療においても，骨折治療の基本方針である整復・固定をより啓蒙する必要性を感じる．

骨折（またはそれによる腰背部痛）発症からの経過期間の違いが治療法選択に与える影響

骨粗鬆症性椎体骨折は，明らかな外傷を起点とする場合もあるが，軽微な動作に伴って脆弱性骨折として発症する場合もある．そのため，受傷時期が明確でなく，発症から医療機関受診までの期間が大きく異なる場合がある．受傷時期（疼痛発症時期）の問診とともに画像で骨折椎体の圧潰度や骨硬化度，クレフトの存在などから受傷からの期間を推定して適切な治療法を選択する必要がある．骨折受傷からの時期ごとの最適な治療体系の整備が今後必要となるので，**表2**のように言葉を定義して，共通の言葉を用いたより有効な議論をしたいと考えている．

骨癒合を得ないまま日常生活を行うと，動作のたびに骨折椎体は圧潰が進行する．つまり，時間が経過するほど骨折型が悪化し，椎体壁が損傷していく．椎体内の海綿骨がなくなると骨癒合の確率は減少する．このような悪循環に陥ると体動時痛の悪化，日常活動性の低下につながる．椎体骨折の保存的治療が無効と判断した場合には，手術的治療を考慮しなければならない場合もあるため，常にその適応時期を念頭に置きつつ保存的治療を行うことも重要である．椎体壁の損傷が著しくなると経皮的椎体形成術で充填マテリアルを格納できなくなり，低侵襲治療には制限が出てしまう．脊柱の前方支持機能が破綻

表2 骨粗鬆症性椎体骨折の病期分類

骨折〜4週	4〜12週	3〜6ヵ月	6〜12ヵ月	12ヵ月〜
急性期	亜急性期	遷延治癒	癒合不全	偽関節
acute	sub-acute	delayed union	non union	pseudoarthrosis

し圧潰が進んでしまうと低侵襲手術が不可能になり，侵襲の大きな前方支柱再建手術を行わなくてはならない（図1）.

高齢者の脊柱変形予防の観点から

加齢による脊柱変形，特に矢状面アライメント異常が健康関連QOLを障害することが知られている[9]．本邦でも脊柱矢状面アライメントの変化や腰背部痛との関連についての調査が行われている[10]．高齢になるにつれて脊柱は胸腰椎移行部付近からの後弯進行が起こり，徐々に立位全脊柱アライメントは矢状面で前方に偏移する．ここに胸腰椎部で脆弱性椎体骨折が発生しやすい原因があるのかもしれない．この部位で椎体骨折が発生し，楔状化すると，この矢状面アライメント異常は著しく進行する．近年の脊椎外科領域では，成人，特に高齢者の脊柱変形診療に注目が集まっており，手術手技やインストゥルメントの発展とともに手術治療が選択される場合も増加している．しかし，これら高齢者に対する脊柱変形矯正手術は合併症率も高いため[11]，将来的な高侵襲脊椎手術を回避するためにも，椎体骨折楔状化による脊柱矢状面アライメントの悪化を予防しなくてはならず，そのためには椎体骨折を形よく癒合させる治療が望まれる．

その他の保存的治療と経皮的椎体形成術などの手術適応の見極め

椎体骨折を受傷すると，椎体骨折歴のない場合と比較して続発性骨折リスクが高いことはよく知られている[12]．骨折二次予防のためには骨粗鬆症の薬物治療が必須であり，これも椎体骨折の保存的治療の一部と考えるべきである．また，骨折椎体は少なからず楔状化することが多く，その後の脊柱変形を惹起する可能性がある．年齢相応の背筋筋力を保持することは有効であり，年齢や身体の状態に合わせた背筋訓練を行うことで姿勢を維持したり，転倒による脆弱性骨折を予防するためにリハビリテーションを施行することも重要である[13]．

これらの保存的治療を行っても椎体骨折が遷延治癒となり，癒合不全，偽関節に進行した場合には体動に伴う疼痛が改善せず，特にADLが障害され続けることがある．この場合には保存的治療を継続しても症状改善が見込めないか，さらに骨折部が安定化するのに時間を要する．保存的治療経過中にADLの低下が抑止できない場合には低侵襲な経皮的椎体形成術の適応を考える．

また，椎体骨折を受傷した超高齢患者が体動時痛のため寝たきりとなるなど，著しいADL障害が出現し，安静臥床中に認知症が進行して，保存的治療そのものが施行できない場合もある．このように保存的治療の継続中に不可逆的なADL障害，QOL低下をきたしてしまう場合や，装具療法がうまく行えない場合には，経皮的椎体形成術の早期適応も一つの選択肢となり得る．

また保存的治療の継続により骨癒合が得られる可能性があっても，その骨折椎体レベルでの著しい局所後弯変形をきたす場合，後々の脊柱後弯変形に伴う慢性的腰背部痛や著しい脊柱後弯変形の元凶となり得る場合には，これらを考慮して経皮的椎体形成術を行うことで，これらのリスクを回避できる可能

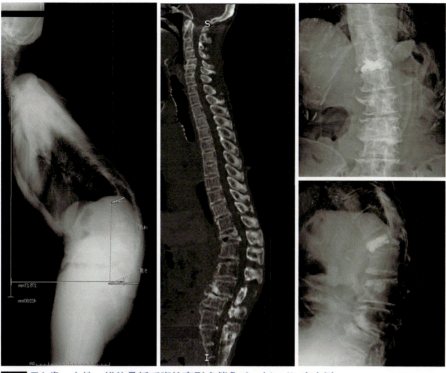

図5 74歳，女性，椎体骨折で脊柱変形を伴うパーキンソン病症例
第1腰椎椎体骨折遷延治癒を伴う脊柱変形があったが，パーキンソン病による神経障害が強い症例である．日常生活は車椅子で，移乗時の体動時の疼痛がもっとも顕著な症状であったため，経皮的椎体形成術を施行した．

性がある（図5）．

椎体骨折がさらに圧潰し，神経障害を呈したり，椎体骨折が変形したまま癒合して脊柱変形（後弯）の原因となった場合，経皮的椎体形成術よりもより侵襲の大きな脊柱除圧再建や，後弯変形に対する矯正固定術が必要になる場合がある．椎体骨折患者の多くは高齢者であり，このような侵襲の大きな手術が必要となる病態になる前に，低侵襲な経皮的椎体形成術で治療する方が患者の負担は少ない．

おわりに

骨粗鬆症性椎体骨折は多くの場合，保存的治療で骨癒合が得られ，ADL・QOLの回復が得られるが，約20％程度の確率で遷延治癒となり，一部は癒合不全，偽関節に進行し，体動時の疼痛が残存する．高齢者においては特に，長期にわたりQOLを損なうと回復が困難である．保存的治療施行中は，椎体骨折の骨癒合状態とともに，椎体変形（楔状化）の程度，疼痛の程度やQOL障害を評価しつつ，それらが改善されない，もしくは悪化する場合には適切なタイミングで低侵襲手術治療（経皮的椎体形成術）を施したい．

椎体骨折の背景にあるのは骨粗鬆症である．二次予防としての骨粗鬆症薬物治療が重要であることはいうまでもなく，次の椎体骨折発症を予防するためにも装具による後弯矯正や背筋訓練指導，転倒防止のためのリハビリテーションなども椎体骨折保存的治療の一部といえるであろう．

引用・参考文献

1) 内閣府. "第1章 高齢化の状況. 第1節 高齢化の状況." 平成29年版高齢社会白書 (全体版) (PDF版). http://www8.cao.go.jp/kourei/whitepaper/w2017/zenbun/pdf/1s1s_01.pdf

2) 戸川大輔ほか. 骨粗鬆症性椎体骨折保存治療後の骨折治癒とEuroQOL (EQ-5D) の相関性. 日整会誌. 85 (12), 2011, 928-33.

3) 骨粗鬆症の予防と治療ガイドライン作成委員会. 骨粗鬆症の予防と治療ガイドライン2015年版. 東京, 日本骨粗鬆症学会, 2015, 198.

4) 遠藤直人. 医療機関受診者を対象として高齢者骨折の実態調査に関する研究. 平成23年度長寿科学総合研究事業成果報告書, 2011.

5) 千葉一裕ほか. 骨粗鬆症性椎体骨折に対する保存療法の指針策定：多施設共同前向き無作為化比較パイロット試験の結果より. 日整会誌. 85 (12), 2011, 934-41.

6) Kim HJ. et al. Comparative study of the treatment outcomes of osteoporotic compression fractures without neurologic injury using a rigid brace, a soft brace, and no brace. J Bone Joint Surg Am. 96 (23), 2014, 1959-66.

7) American Academy of Orthopaedic Surgeons. The treatment of osteoporotic spinal compression fractures. Review change summary, review comments and AAOS responses. https://aaos.org/research/guidelines/SCFreview.pdf

8) 原田敦ほか. 骨粗鬆症性脊椎骨折の病態：高齢者脊椎骨折の入院治療に関する施設特性別全国調査. 臨整外. 43 (4), 2008, 303-8.

9) Pellisé F. et al. Impact on health related quality of life of adult spinal deformity (ASD) compared with other chronic conditions. Eur Spine J. 24 (1), 2015, 3-11.

10) 金村徳相ほか. 立位脊柱矢状面alignment：日本人の基準値と欧米人との比較. J Spine Res. 2 (1), 2011, 52-8.

11) 戸川大輔ほか. 高齢日本人の脊柱アライメント：正常値とは. 臨整外. 50 (11), 2015, 1047-52.

12) Lonergan T. et al. Acute Complications After Adult Spinal Deformity Surgery in Patients Aged 70 Years and Older. Clin Spine Surg 29 (8), 2016, 314-7.

13) Soroceanu A. et al. Radiographical and Implant-Related Complications in Adult Spinal Deformity Surgery: Incidence, Patient Risk Factors, and Impact on Health-Related Quality of Life. Spine. 40 (18), 2015, 1414-21.

14) Siris ES. et al. Enhanced prediction of fracture risk combining vertebral fracture status and BMD. Osteoporos Int. 18 (6), 2007, 761-70.

15) 宮腰尚久ほか. 運動習慣による骨質改善と骨折予防の可能性. 日骨粗鬆症会誌. 3 (3), 2017, 328-9.

第3章

脊髄損傷の診断と治療

1 脊髄損傷の急性期治療

最新の急性期薬物治療
（EBM を踏まえて）

加藤真介 Shinsuke Katoh ┃ 徳島大学病院リハビリテーション部教授

外傷性脊髄損傷による脊髄機能障害は，脊髄に対する物理的損傷による細胞壊死が中心である．さらに，その後のアポトーシスを含めた自己崩壊の連鎖作用により損傷範囲と程度が重篤化する．二次損傷の機序も多種多様であり，秒単位から週単位まで時間的多様性が大きい（**表1**）．薬物療法は，最初の物理的な破壊である一次損傷に対して有効な治療法を提供できることは考えにくいが，その後のいわゆ

る二次損傷に対しては奏効する可能性がある．

脊髄損傷の場合，完全損傷であっても脊髄が切断されていることはまれであり，損傷直後には病理学的にはほとんど異常が認められないとされている．ところが，その後の二次損傷機序により損傷範囲が頭尾方向に拡大し，空洞形成に至る．これは神経学的にも麻痺の増悪，損傷高位の上昇として捉えられる．また，損傷部位に残っている実質に残存する軸索も損傷していたり，脱髄している．

脊髄実質が減少するとともに，空洞は融合し，細胞が移動するための物理的な障壁となる．さらに，基本的な組織構造が破綻するため，中枢神経では通常でも起こりにくい再生機序の進展がさらに阻害される．アストロサイトが増殖し，損傷部位を取り囲み，不規則なメッシュ様の障壁をつくる．ここでは，コンドロイチン硫酸プロテオグリカン（Chondroitin sulfate proteoglycan：CSPG）などの沈着も起こり，CSPG は再生軸索の阻害因子となる．このような機序により，内因性の神経回路の再生やオリゴデンドロサイトによる再髄鞘化が強く抑制される．

これまで研究されてきた急性期薬物療法は，二次損傷を軽減し，神経損傷を防止する保護的薬剤と，損傷が起こった後に軸索伸長を促進する薬剤に大別できる．

表1 脊髄損傷後の脊髄実質障害機序（文献1より）

［一次損傷］
- 圧迫
- 挫滅
- 牽引
- 剪断

［二次損傷］
直後
- 出血
- ATP（アデノシン三リン酸）減少
- 乳酸濃度上昇（アシドーシス）

早期（時間単位）
- 血管性浮腫
- 微小血管攣縮
- 血栓
- 電解質バランス異常
- 塩基平衡喪失
- 神経毒性オピオイド放出
- 炎症
- 脂質過酸化
- グルタミン酸細胞毒性
- 細胞障害性浮腫
- フリーラジカル産生

亜急性期（日〜週単位）
- マイクログリア刺激
- マクロファージ活性化
- アポトーシス

これまでの臨床研究 [1]

1. 急性期

急性期の主な研究対象は酸化ストレスであった. さまざまな薬剤が研究に供され, そのなかである程度以上の規模の臨床試験を行うに至った薬剤はステロイドのメチルプレドニゾロンコハク酸エステルナトリウム (methylprednisolone sodium succinate：MPSS), ナロキソン (オピオイド受容体拮抗薬) と tirilazad mesylate (TM：抗脂質過酸化薬), nimodipine (Ca^{2+} チャネルブロッカー) である.

ステロイドの作用機序の詳細は十分解明されていないが, 比較的低濃度で発揮される抗炎症作用ではなく, 高濃度での膜安定化, 抗酸化作用が中心と考えられている. その効果は, 脂質過酸化の抑制, 血液—脊髄関門の維持, 脊髄血流の増加, エンドルフィン放出抑制, 神経伝導性の改善, 壊死領域の減少などの点から確認されてきた [2]. さらに, 近年は抗炎症作用による機序も考えられている [3]. TM はステロイドの主な作用機序の脂質過酸化に焦点を当てて, ステロイドのグルココルチコイド活性を除いた 21-アミノステロイドの一種であり, 実験的にはステロイドと同様の効果が示されてきた [4].

ナロキソンは実験ではステロイドと異なる作用機序での, 血圧・脊髄血流量の維持, 損傷範囲の減少, 神経学的改善効果が報告されているが, 詳細は不明であり, また実験結果は必ずしも好ましいものだけではなかった [5].

MPSS は米国で多施設での prospective, randomized, double-blinded clinical trial (PRCT) として臨床治験が行われた. National Acute Spinal Cord Injury Study (NASCIS) は 3 回行われ, NASCIS 1 では実験で示されたより少ない 2 用量間で比較検討され神経症状回復に効果はまったく示されなかった [6]. NASCIS 2 では, 実験で使用された用量でナロキソン, プラセボを対象に検討された. 使用された量は MPSS を損傷直後に 30 mg/kg を 15 分間で投与した後, 5.4 mg/kg/h を 23 時間投与するものである. その結果, 受傷後 8 時間以内に投与された場合に, 受傷後 1 年の時点で運動機能にわずかではあるが有意に良好な回復が得られ, 投与開始が 8 時間以降では逆の結果となった [7]. NASCIS 2 の結果をもとに行われた NASCIS 3 では, NSACIS 2 のプロトコールを対照に, 維持量投与期間を 48 時間まで延長したものと TM を使用したものが比較された. その結果, 損傷 3 時間以内の投与では NASCIS 2 プロトコールと他の群に差がなかったが, 3 時間以降 8 時間以内の群では 48 時間プロトコールがより回復が大きかったと報告している. MPSS と同時に行われたナロキソン, TM, nimodipine を用いた臨床試験はいずれも, 有意な結果はもたらさなかった [7-9].

NASCIS 2 について, 解析手法が適切であるのか, 得られた効果が motor score (MS) で 5 point のみで機能評価 (FIM：functional independent measure) では差がなかったことが合併症の増加を上回る利点であるのか, 有意差はないものの創感染や肺梗塞は約 2 倍となっていた点などについて, 大きな議論を呼んだ. その後, 日本で行われた臨床研究により高齢者では合併症が有意に高いこと [10], 神経症状に対する有効性がないことが示され [11], 現在では外傷性脊髄損傷に対する MPSS の積極的な使用は推奨されていない [12,13].

2. 亜急性期

亜急性期には, 二次損傷の拡大はほぼ終了しており, 神経再生に向けた過程を促進する治療が考えられる. GM1 ガングリオシドは中枢神経に存在するリン脂質で, その作用機序は二次損傷の抑制ではなく, 残存神経の再生に対し促進的に働くことが示されていた. Geisler らは, これを実際に臨床に使用

し有効性を示した[14]. しかし, 症例数が少ないこと, 投与群と対照群の症状の重症度が異なっていたことなどより, 追試が大規模に行われた. この臨床試験ではMPSSでまず二次損傷を抑制した後, GM1 ガングリオシドを投与し, 機能回復を図ろうとした. しかしながら, わずかに不完全損傷で改善傾向を示したのみで有意なものではなかった[15].

現在の臨床研究

脊髄損傷に対しては, 損傷された神経組織を温存し, 二次損傷を防ぐための神経保護が中心となる. 二次損傷のさまざまな機序を対象とした治療法の開発が行われている.

リルゾール (riluzole) は, 培養ラット脊髄運動ニューロングルタミン酸およびグルタミン酸取り込み阻害薬による神経細胞死を抑制することが報告されている. グルタミン酸遊離阻害, 興奮性アミノ酸受容体との非競合的な阻害, 電位依存性 Na^+ チャネルの阻害などの作用を有しており, これらが単独あるいは複合して神経細胞保護作用を発現するものと考えられる. すでに, 筋萎縮性側索硬化症で臨床応用されており, 脊髄損傷においても北米で第Ⅰ/Ⅱ相試験が終了し, 頚髄損傷に対する臨床研究が進行中である[16].

ミノサイクリン (minocycline) は臨床で広く使用されている抗菌薬であるが, 腫瘍壊死因子-α (tumor necrosis factor-α：TNF-α), インターロイキン-1β (interleukin-1β：IL-1β), シクロオキシゲナーゼ-2 (cyclooxygenase-2：COX-2), 一酸化窒素合成酵素 (nitric oxide synthase：NOS) やマイクログリアの活性化を抑制する. 実験的には病巣範囲や神経脱落を著明に抑制することが示されている. 現在, 損傷後7日間にわたって経静脈投与する第Ⅲ相試験が北米で行われている[17].

線維芽細胞増殖因子 (fibroblast growth factor：

FGF) は興奮性細胞死に対する保護作用を有し, 酸化ストレスの軽減作用を有することが動物実験で示されており, 北米ではFGFアナログを使った第Ⅰ/Ⅱ相試験はすでに終了しているとのことである.

顆粒球コロニー刺激因子 (granulocyte-colony stimulating factor：G-CSF) は好中球減少症に使用されているが, 脊髄損傷に対しては, 骨髄由来細胞の脊髄損傷部への動員, 神経細胞死抑制, oligodendrocyte 細胞死抑制, 炎症性サイトカイン発現抑制, 血管新生促進などの機序により, 実験的な有効性が示されている. さらに, 本邦で行われた臨床研究では有用性が示唆されている[18].

間葉系幹細胞は, 多分化能をもつだけでなく, 他のさまざまな機序により脊髄損傷治療に使用されることが期待されており, 自家移植を行うことを考えた際の採取源も骨髄・脂肪などが考えられる[19]. このうち, 骨髄間葉系幹細胞については, 自家移植の治験が終了し, 実用が期待されている[20].

その他にも肝細胞増殖因子 (HGF)[21], 軸索伸長を阻害する因子への治療[22], 低体温療法 (32～34℃)[23] など, さまざまな薬剤, 手法が有効である可能性があり, 臨床試験も行われている.

おわりに

脊髄損傷治療は現在, 究極の再生医療へのチャレンジが続いているが, 機能回復は限定的である可能性が高い. したがって急性期に, 損傷範囲の縮小, 再生に向けた環境の改善など, 薬物療法の果たすべき役割は少なくない. 二次損傷に対しては今後は研究, 開発には全体像を見据えた戦略的視点をもち, 単一の薬剤・手法だけではなく, 治療全体のなかの一環として考えられるべきであろう.

引用・参考文献

1) Ahuja CS. et al. Recent advances in managing a spinal cord injury secondary to trauma. F1000Res. (pii：F1000 Faculty Rev-1017), 2016.

2) Hall E. et al. Free radicals in CNS injury. Res Publ Assoc Res Nerv Ment Dis. 71, 1993, 81-105.

3) Wang C. et al. Increase of interleukin-1beta mRNA and protein in the spinal cord following experimental traumatic injury in the rat. Brain Res. 759 (2), 1997, 190-6.

4) Anderson DK. et al. Effects of treatment with U-74006F on neurological outcome following experimental spinal cord injury. J Neurosurg. 69 (4), 1988, 562-7.

5) Faden AI. Role of thyrotropin-releasing hormone and opiate receptor antagonists in limiting central nervous system injury. Adv Neurol. 47, 1988, 531-46.

6) Bracken MB. et al. Methylprednisolone and neurological function 1 year after spinal cord injury. Results of the National Acute Spinal Cord Injury Study. J Neurosurg. 63(5), 1985, 704-13.

7) Bracken MB. et al. Methylprednisolone or naloxone treatment after acute spinal cord injury：1-year follow-up data. Results of the second National Acute Spinal Cord Injury Study. J Neurosurg. 76 (1), 1992, 23-31.

8) Bracken MB. et al. Methylprednisolone or tirilazad mesylate administration after acute spinal cord injury：1-year follow up. Results of the third National Acute Spinal Cord Injury randomized controlled trial. J Neurosurg. 89 (5), 1998, 699-706.

9) Pointillart V. et al. Pharmacological therapy of spinal cord injury during the acute phase. Spinal Cord. 38 (2), 2000, 71-6.

10) Matsumoto T. et al. Early complications of high-dose methylprednisolone sodium succinate treatment in the follow-up of acute cervical spinal cord injury. Spine. 26 (4), 2001, 426-30.

11) Ito Y. et al. Does high dose methylprednisolone sodium succinate really improve neurological status in patient with acute cervical cord injury？：a prospective study about neurological recovery and early complications. Spine. 34(20), 2009, 2121-4.

12) Fehlings MG. Editorial：recommendations regarding the use of methylprednisolone in acute spinal cord injury：making sense out of the controversy. Spine. 26 (24 Suppl), 2001, S56-7.

13) Pharmacological therapy after acute cervical spinal cord injury. Neurosurgery. 50 (3 Suppl), 2002, S63-72.

14) Geisler F. et al. Recovery of motor function after spinal-cord injury：a randomized, placebo-controlled trial with GM-1 ganglioside. N Engl J Med. 324 (26), 1991, 1829-38.

15) Geisler FH. et al. The Sygen multicenter acute spinal cord injury study. Spine. 26 (24 Suppl), 2001, S87-98.

16) Grossman RG. et al. A prospective, multicenter, phase I matched-comparison group trial of safety, pharmacokinetics, and preliminary efficacy of riluzole in patients with traumatic spinal cord injury. J Neurotrauma. 31 (3), 2014, 239-55.

17) Casha S. et al. Results of a phase II placebo-controlled randomized trial of minocycline in acute spinal cord injury. Brain. 135 (Pt 4), 2012, 1224-36.

18) Kamiya K. et al. Neuroprotective therapy with granulocyte colony-stimulating factor in acute spinal cord injury：a comparison with high-dose methylprednisolone as a historical control. Eur Spine J. 24 (5), 2015, 963-7.

19) Morita T. et al. Intravenous infusion of mesenchymal stem cells promotes functional recovery in a model of chronic spinal cord injury. Neuroscience. 2016, 335, 221-31.

20) 本望修. 脊髄損傷に対する骨髄間葉系幹細胞療法：医師主導治験による実用化. 脊髄外科. 30 (3), 2016, 248-50.

21) Takano M. et al. Enhanced Functional Recovery from Spinal Cord Injury in Aged Mice after Stem Cell Transplantation through HGF Induction. Stem Cell Reports. 8 (3), 2017, 509-18.

22) Fehlings MG. et al. A phase I/IIa clinical trial of a recombinant Rho protein antagonist in acute spinal cord injury. J Neurotrauma. 28 (5), 2011, 787-96.

23) Kwon BK. et al. Hypothermia for spinal cord injury. Spine J. 8 (6), 2008, 859-74.

2 脊髄損傷の慢性期治療

最新の慢性期治療

加藤真介 Shinsuke Katoh ｜ 徳島大学病院リハビリテーション部教授

死亡率が80％を超えるとされた脊髄損傷者の予後が劇的に改善したのは，第二次世界大戦を契機に英国および北米で包括的治療，すなわち脊髄損傷者の予後を決定する最も大きな要素は合併症の予防であることの認識と，およびその予防法が確立したことによる[1,2]．

生命予後は，損傷高位と麻痺の重要度に大きく影響されるが，近年のオーストラリアからの報告でAISA Impairment Scale（AIS）[3]と損傷高位別に25〜65歳で受傷した脊髄損傷者の生命予後を健常者と比較した結果では，AIS A〜Cでは高位頚髄損傷（C1-4），中下位頚髄損傷（C5-8），対麻痺，それぞれ健常者の69〜64％，74〜65％，88〜91％であり，AIS Dであるとすべての高位を合わせて97〜96％に達すると報告されている[4]．

包括的治療では，急性期の合併症への対応が重要であることはもちろんであるが，同じ考えを慢性期においても継続していくことが必要であり，このことは脊椎外科医は十分認識しておく必要がある．

神経因性膀胱

膀胱への神経支配は膀胱頂部は下位胸髄支配であるのに対して，膀胱頚部・括約筋は脊髄円錐部の支配を受けている．これに副交感神経による支配も加わり，排尿は複雑かつデリケートな支配を受けている．排尿障害は慢性期においても生命予後に直結する問題であり，このなかで特に高圧排尿と感染への対策が重要である．

損傷直後，体性神経は脊髄ショックに陥り，反射が消失した弛緩性麻痺となるが，排尿に関連する神経も同様である．ただ，体性神経は6週間でほぼ離脱するのに対して，排尿に関する反射の回復は遷延する．最終的な麻痺の形は，いわゆる痙性麻痺である核上型と，弛緩性麻痺である核下型に大別される．

核上型の麻痺では，排尿筋括約筋協調不全（detrusor sphincter dyssynergia：DSD）に陥ることが多い．随意性・反射性を問わず，DSDでは膀胱の収縮が起こった際に排尿筋の弛緩が起こらず，膀胱内圧が上昇する．ただ，高圧排尿はDSDに限らず，手圧排尿などでも起こる．高圧排尿は，膀胱尿管逆流の原因となり，その結果として，水腎症，腎不全の原因となる．

経尿道的留置カテーテルでは高圧排尿は起こらないが，尿道粘膜の荒廃，精巣上体炎を含む頻回の尿路感染の原因となるばかりか，膀胱癌の危険性が高まることも示唆されている[5]．このような状態に対しては，清潔間欠導尿が標準的な排尿方法であるが，頚髄損傷による手の機能障害をもつ症例や女性では，容易な方法でないことがある[6]．

排尿障害の慢性期の問題は，上記のような医学的な問題に加え，社会生活を送るうえで，理想的な排尿方法が社会的理由で行えないことや，失禁による臭気などの問題が加わる．膀胱瘻の造設は実用的な解決策であるが，本邦では積極的には行われていないのが現状である．他にも神経因性膀胱を専門に診療するneuro-urologistの減少，親水性カテーテルなどのdevice-lagなど，脊髄損傷者の神経因性膀胱についての問題は大きい．このうち，過活動膀胱に対するボツリヌス毒素の膀胱壁内注射療法は欧米では以前から行われてきたが，ようやく本邦でも臨床

試験が開始されている[7].

神経因性大腸機能障害

脊髄損傷者の多くは排便障害に難渋している. 便秘は排尿の大きな障害因子であり, 神経因性膀胱患者にとって, 定期的な排便は排尿管理の基本的な事項の一つである. 一方, 軟便は社会生活上の問題が大きい. 本邦の脊髄損傷者を対象とした疫学調査の結果, 半数は重度の排便障害をもち, 排便機能とQOLは極めて強い相関をもつことが明らかとなった. また, 就業している脊髄損傷者にとっては, 排便障害による労働生産性の低下は33%に上る[8].

社会的には排尿機能障害以上に, 臭気などで大きな問題をもたらす一方, 日本ではあまり注目されてこなかった. しかし, 便秘に対して肛門から洗浄を行うtransanal irrigation systemが認可されるなど, 本邦でも徐々に認識が高まりつつある[9].

褥　瘡

脊髄損傷者にとって褥瘡が大きな問題であることは言を俟たない. 脊髄損傷による麻痺域は, 圧迫などの結果としての生体反応に乏しい. 適切な皮膚の除圧ができていなくても発赤・熱感が乏しいためdeep tissue injuryが先行し, 気がつけばポケットをもつ大きな潰瘍を形成してしまっている症例にしばしば遭遇する. 従来, 一度褥瘡が発生すると, その部位は褥瘡の好発部位となるとされてきたが, 必ずしもそうではなく, どの部位も常にリスクを抱えていることがわかってきた[10]. また, 近年では, 早期診断には超音波検査が極めて有用であることが広く知られるようになってきた[11].

急性期に本人, 家族に皮膚管理の重要性を認識させ, プッシュアップなどの除圧動作, 好発部位の定期的な観察などを習慣化することがもっとも重要である. 慢性期に褥瘡が発生した際には, これらの再

表1　脊髄損傷者が経験する疼痛

- ●侵害受容性疼痛
  - ・筋骨格系由来
  - ・内臓由来
  - ・その他
- ●神経障害性疼痛
  - ・損傷高位の疼痛 at level
  - ・損傷高位より遠位の疼痛 below level
  - ・その他の神経障害性疼痛
- ●その他の疼痛

確認とともに, 坐位姿勢・移乗動作の確認, 側弯の出現・進行の有無を確認し, 再発防止に努める必要がある.

自律神経過反射 (autonomic dysreflexia)

重度の第6胸髄節より高位の重度の麻痺の際には, 急に収縮期血圧が200 mmHgを超えるような血圧上昇, 頭痛, 紅潮, 発汗, 鼻づまりなどが起こることがある. 通常では疼痛として認識されるような刺激があった際に発生し, 時には脳出血などをきたす. 尿路カテーテルブロック, 結石 (80%), 便秘 (15%), 褥瘡, 手術的侵襲, 出産, 射精, 深部静脈血栓症, 脊髄空洞症などが原因となる. 迅速な降圧処置と誘因の除去が必要であり, 関連メディカルスタッフが知っておくべき病態である.

疼　痛

脊髄損傷者にとって疼痛は厄介な問題である (表1). 例えば, 頚髄完全損傷の患者では, 消化管潰瘍の際には腹痛はなく, 肩の痛みとしてしか認知されない. また, 麻痺そのものによる疼痛も大きな問題である[12]. 脊髄損傷患者の65〜85%が疼痛を抱えており, 3割がコントロール困難であり, QOL低下を招いている. 疼痛は, 損傷高位によって, 健常域と麻痺域の境界であるat levelとそれより尾側のbelow levelに大別されるが, AIS Bの患者で強く, 疼痛は受傷後1年で増強し, below levelがat level よりも強いと報告されている[13, 14]．

治療には，神経障害性疼痛にはプレガバリン，ガバペンチン，アミトリプチリン，ラモトリギンなどが用いられる．オピオイドは，これらの薬剤に比べて効果は劣るとされている[15]．また，痙縮が侵害受容性疼痛の原因となっている場合には，硬膜内バクロフェン持続投与による痙縮コントロールが有効との報告があり[16]，硬膜外電気刺激が below level pain に効果があったとの報告もあるが[17]，これらの評価はまだ一定しない．

外傷後脊髄空洞症（図1）

脊髄損傷後に麻痺の上行，排尿状態の変化，発汗・血圧の変化，自律神経過反射などがある場合には，外傷後脊髄空洞症の発生を疑う必要がある．疫学は必ずしも明らかではないが，約5％に受傷後8～15年程度で発生し，AIS A に多いと報告されている[18, 19]．空洞とくも膜下腔などのシャント術よりもくも膜の剥離術が奏効すると報告されており[20]，病態は脊髄損傷後の単なる空洞ではなく，くも膜の癒着と脊髄の拍動などにより拡大していくと考えられている．

神経症性脊椎症〔neuropathic（Charcot）spine, 図2〕

麻痺域の脊椎にはまれに破壊性変化が起こっていることがあり，四肢の関節にみられる Charcot 関節と同様の病態であると考えられている．排尿状態の変化，発汗・血圧の変化，自律神経過反射などの原因となっていることがある．慢性期の脊髄損傷者に対する脊椎固定術は，それが胸椎であっても可動性の損失は，リハビリテーションによってようやく獲得した ADL 能力を瞬時に大きく損なう危険性があるため，慎重に考慮するべきである．

リハビリテーション

慢性期の脊髄損傷においても，ロボットを使ったリハビリテーションが導入されつつある．HAL® は

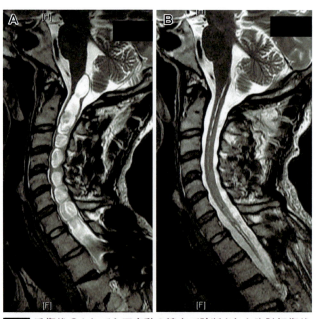

図1 受傷後24年で血圧変動の精査で診断された胸髄損傷後の外傷性脊髄空洞症
A：術前，B：くも膜下腔剥離と空洞-くも膜下シャントを併用した手術後．

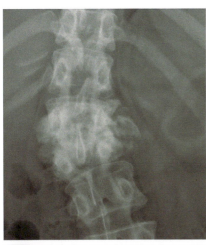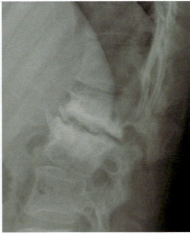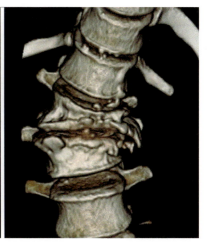

図2 発症後25年で偶然発見された神経症性脊椎症

ドイツでは脊髄損傷者への利用が認可されており，米国でも医療用HAL®（下肢タイプ）が米国のFDAの認証を得ている[21]．このほかにもLokomat®[22]など，多くの機種が開発され，その効果が検証されている過程である．

表面電極や埋め込み電極を用いた機能的電気刺激は，古くからさまざまな手法が検討されてきており，一定の効果は期待できる[23, 24]．電極の装着などの問題から実用性に乏しかったが，近年，この問題を克服した機器が市場に上がるなど，今後の発展が期待できる[25]．

おわりに

本稿では，脊椎外科医にとって知っておくべき基本的な知識を中心に述べた．これらは基本であり，慢性期脊髄損傷患者にとってこれらが守られてこそ，研究が進んでいる移植医療やBrain-machine interfaceなどの開発が成り立つことを認識しておく必要がある．

引用・参考文献

1) Donovan WH. Donald Munro Lecture. Spinal cord injury--past, present, and future. J Spinal Cord Med. 30 (2), 2007, 85-100.

2) Guttmann L. Spinal shock and reflex behavior in man. Paraplegia. 8 (2), 1970, 100-16.

3) Kirshblum SC. et al. International standards for neurological classification of spinal cord injury (revised 2011). J Spinal Cord Med. 34 (6), 2011, 535-46.

4) Middleton JW. et al. Life expectancy after spinal cord injury : a 50-year study. Spinal Cord. 50 (11), 2012, 803-11.

5) El-Masri WS. et al. Bladder cancer after spinal cord injury. Paraplegia. 19 (5), 1981, 265-70.

6) Wyndaele JJ. et al. Clean intermittent catheterization and urinary tract infection : review and guide for future research. BJU Int. 110 (11 Pt C), 2012, E910-7.

7) Schurch B. et al. Botulinum toxin type a is a safe and effective treatment for neurogenic urinary incontinence : results of a single treatment, randomized, placebo controlled 6-month study. J Urol. 174 (1), 2005, 196-200.

8) 加藤真介ほか. ウェッブベース調査による日本での神経因性大腸機能障害の実態調査. 日脊髄障害医会誌. 30 (1), 2017, 46-50.

9) Christensen P. et al. Cost-effectiveness of transanal irrigation versus conservative bowel management for spinal cord injury patients. Spinal Cord. 47 (2), 2009, 138-43.

10) Gélis A. et al. Pressure ulcer risk factors in persons with spinal cord injury part 2 : the chronic stage. Spinal Cord. 47 (9), 2009, 651-61.

11) Kanno N. et al. Low-echoic lesions underneath the skin in subjects with spinal-cord injury. Spinal Cord. 47 (3), 2009, 225-9.

12) Bryce TN. et al. Pain after spinal cord injury : an evidence-based review for clinical practice and research. Report of the National Institute on Disability and Rehabilitation Research Spinal Cord Injury Measures meeting. J Spinal Cord Med. 30 (5), 2007, 421-40.

13) Siddall PJ. Management of neuropathic pain following spinal cord injury : now and in the future. Spinal Cord. 47 (5), 2009, 352-9.

14) Nagoshi N. et al. Characteristics of neuropathic pain and its relationship with quality of life in 72 patients with spinal cord injury. Spinal Cord. 54 (9), 2016, 656-61.

15) 日本ペインクリニック学会神経障害性疼痛薬物療法ガイドライン改訂版作成ワーキンググループ編. 神経障害性疼痛薬物療法ガイドライン. 改訂第2版. 東京, 真興交易 (株) 医書出版部, 2016.

16) Loubser PG. et al. Effects of intrathecal baclofen on chronic spinal cord injury pain. J Pain Symptom Manage. 12 (4), 1996, 241-7.

17) Reck TA. et al. Successful spinal cord stimulation for neuropathic below-level spinal cord injury pain following complete paraplegia : a case report. Spinal Cord Ser Cases. 3, 2017, 17049.

18) Krebs J. et al. The characteristics of posttraumatic syringomyelia. Spinal Cord. 54 (6), 2016, 463-6.

19) el Masry WS. et al. Incidence, management, and outcome of post-traumatic syringomyelia. In memory of Mr Bernard Williams. J Neurol Neurosurg Psychiatry. 60 (2), 1996, 141-6.

20) Aghakhani N. et al. Surgical treatment of posttraumatic syringomyelia. Neurosurgery. 66 (6), 2010, 1120-7.

21) Jansen O. et al. Functional Outcome of Neurologic-Controlled HAL-Exoskeletal Neurorehabilitation in Chronic Spinal Cord Injury : A Pilot With One Year Treatment and Variable Treatment Frequency. Global Spine J. 7 (8), 2017, 735-43.

22) Nam KY. et al. Robot-assisted gait training (Lokomat) improves walking function and activity in people with spinal cord injury : a systematic review. J Neuroeng Rehabil. 14 (1), 2017, 24.

23) Bersch I. et al. Role of Functional Electrical Stimulation in Tetraplegia Hand Surgery. Arch Phys Med Rehabil. 97 (6 Suppl), 2016, S154-9.

24) Street T. et al. A clinically meaningful training effect in walking speed using functional electrical stimulation for motor-incomplete spinal cord injury. J Spinal Cord Med. 2017, 1-6.

25) Venugopalan L. et al. Upper limb functional electrical stimulation devices and their man-machine interfaces. J Med Eng Technol. 39 (8), 2015, 471-9.

索引

数字

2-column theory	103
3-column theory	30, 103, 127

A

ABCDE アプローチ	13
AIS	16, 28, 114
Allen-Ferguson 分類	71
American Spinal Injury Association	28
Anderson & D'Alonzo の分類	55
ankylosing spinal hyperostosis	134
AOSpine-SLIC	72, 89
AOSpine subaxial cervical spine injury classification system	72, 89
AOSpine thoracolumbar spine injury classification system	105
AO 分類	31
ASH	134
ASIA	28
ASIA Impairment Scale	16, 28, 114
autonomic dysreflexia	179

B

BCI	61
blunt cervical injury	61

C

C1 骨折	29
C2 骨折	29
C2 歯突起骨折	29
Ca^{2+} チャネルブロッカー	175
capsuloligamentous complex	88
Casper 開創器	91
Chance 型損傷	133
Chance 骨折	133
Chondroitin sulfate proteoglycan	174
CSPG	174
CTA	62, 63
CT angiography	62

D

Denver criteria	62
detrusor sphincter dyssynergia	178
diffuse idiopathic skeletal hyperostosis	81, 111, 134
digital subtraction angiography	63
disco-ligamentous complex	71
DISH	81, 134
distraction 操作	153
DLC	71
DSA	63
DSD	178

F

FAST	13, 15, 22, 27
FGF	176
fibroblast growth factor	176
Focused Assessment with Sonography for Trauma	15, 22, 27
Frankel 分類	16, 28

G

G-CSF	176
GM1 ガングリオシド	175
Goel-Harms 法	57
granulocyte-colony stimulating factor	176
Guidelines for the Management of Acute Cervical Spine and Spinal Cord Injury	82

H

hangman fracture	43, 49
HGF	176

I

International Standards for Neurological Classification of Spinal Cord Injury	16, 28
ISNCSCI	16, 28

J

Japan Advanced Trauma Evaluation and Care	12, 16, 22
JATEC	12, 16, 22, 28

183

Jefferson 骨折   29, 38

L

lateral mass displacement   39
Levine の分類   43, 49
LMD   39
lord sharing 分類   129

M

manual muscle testing   17
MDCT   22
methylprednisolone sodium succinate   175
minocycline   176
MMT   17
MPSS   175
multi-detector CT   22, 63

N

NASCIS   32, 175
National Acute Spinal Cord Injury Study   32, 175
neuropathic（Charcot）spine   180
nimodipine   175

O

oblique lateral interbody fusion   124
OLIF   124
OPLL   71
Os odontoideum   29
ossification of posterior longitudinal ligament   71

P

preventable trauma death   14, 25
primary survey   22
PTD   14, 25

R

reverse Chance 骨折   134
riluzole   176

S

sacral sparing   28
SLIC Scale   30, 72
Spence の法則   39
spinal shock   21
Subaxial Injury Classification and Severity Scale   30, 72

T

TAL 損傷   39
Taylor 型損傷   70
tertiary survey   25
Thoracolumbar AOSpine Injury Score   107
Thoracolumbar Injury Classification and Severity Score   31, 104, 127
tirilazad mesylate   175
TL AOSIS   107
TLICS   31, 104, 127
transverse atlantal ligament 損傷   39
traumatic spondylolisthesis   43

V

VA   50
VAI   61
VAI grading   63
VA 損傷   52
VBJ   64
vertebral artery   50, 61
vertebral artery injury   61
vertebro-basilar junction   64

あ

アストロサイト   174

い

一期的短椎間整復固定術   110

う

植田型   70

お

横靱帯損傷	39
オピオイド受容体拮抗薬	175
オリゴデンドロサイト	174

か

開口位正面像	55
外傷後脊髄空洞症	180
外傷初期診療ガイドライン	12, 28
外傷性軸椎分離症	39, 49
外傷パンスキャン CT	23
外側塊骨折	29
開・閉眼困難	81
改良 Frankel 分類	16
過活動膀胱	178
顆粒球コロニー刺激因子	176
肝細胞増殖因子	176
環軸関節貫通スクリュー固定（Magerl 法）	57
関節包―靱帯複合体	88
完全麻痺	28
環椎骨折	38, 39
環椎破裂骨折	38
間葉系幹細胞	176

き

気管切開	33
気道の開放	12
球海綿体反射	28
胸鎖乳突筋	90
強直性脊椎骨増殖症	134
強直性脊椎疾患に伴う椎体骨折	73
胸膜外アプローチ	143
胸腰椎脱臼骨折	103, 109, 114, 118
胸腰椎破裂骨折	127, 143
起立性低血圧	33
筋力評価	17

く

屈曲―伸張損傷	133

け

経口気管挿管	13
頚椎後縦靱帯骨化症	71
頚椎前方スクリュー固定法	59
頚椎脱臼骨折	71
ケージの subsidence	144
血圧低下	33
血管内治療	65

こ

コイル塞栓	65
誤嚥性肺炎	33
抗凝固療法	66
広頚筋	90
抗血小板薬	66
抗脂質過酸化薬	175
高度便秘	34
後方 tension band 機構	157
後方ピン	80
呼吸管理	12
呼吸器合併症	33
呼吸障害	33
骨粗鬆症性椎体骨折	165
固定肢位不良	80
コンドロイチン硫酸プロテオグリカン	174

し

シートベルト型損傷	133
軸椎関節突起間骨折	30
下大動脈	143
歯突起骨折	55
歯突起前方スクリュー固定法（中西法）	57
出血性ショック	14
循環器合併症	33
循環管理	14
消化器合併症	34
初期合併症	33
褥瘡	35, 179
自律神経過反射	179
神経因性大腸機能障害	179

神経因性膀胱	178
神経学的評価・分類	28
神経原性ショック	33
神経症性脊椎症	180
深部腱反射	20
深部静脈血栓	34

す

髄液漏	80
ステロイド超大量療法	32
ストレス性消化管潰瘍	34
ステント留置	65

せ

正常な軟部組織距離	24
脊髄ショック	21，28，33
脊椎画像診断	22
脊椎弯曲フレーム	134
切迫するD	22
線維芽細胞増殖因子	176
全身状態評価	27
先天性歯突起形成異常	29
前方固定術	143
前方支柱再建	143
前方除圧固定	131
前方スクリュー固定法	57
前方ピン	79
前方法	131

そ

塞栓症	61
側方転位	39
損傷高位と範囲の特定	28

た

脱臼骨折タイプ	86，88
ダメージコントロール手術	109，151
多列検出器CT	22

ち

中下位頚椎骨折	30
中頚筋膜	91

つ

椎骨動脈	50，62
椎骨動脈塞栓	65
椎骨動脈損傷	61，82
椎体間ケージ	144
椎体骨折	164
椎体破裂骨折タイプ	83，88

と

頭蓋骨穿破	80
疼痛	179
頭部三点固定器	94
徒手筋力テスト	17
鈍的頚部損傷	61

な

ナロキソン	175

に

二期的前方再建	110，157
尿路感染	35

の

脳底動脈分岐部	64

は

肺塞栓	34
敗血症性ショック	35
排尿障害	34，178
排尿筋括約筋協調不全	178
ハローベスト	78
ハングマン骨折	30，39，49

ひ

非骨傷性頚髄損傷	70
泌尿器合併症	34

皮膚合併症	35	**み**	
びまん性特発性骨増殖症	81，111，134	ミノサイクリン	176
ピン刺入部	79	**む**	
ピンの弛み	80	無気肺	33
ふ		**め**	
不完全麻痺	28	メイフィールド型頭部固定器	94
防ぎ得た外傷死	14，25	メチルプレドニゾロンコハク酸エステルナトリウム	175
へ		**よ**	
米国頚椎・頚髄損傷急性期ガイドライン	82	予防的手術	30
ベスト体幹部	80	**り**	
ベストによる褥瘡	80	リハビリテーション	180
ほ		リルゾール	176
ポータブル X 線単純撮影	15	**ろ**	
ま		肋間（分節）動脈	144
麻痺性イレウス	34		

整形外科 SURGICAL TECHNIQUE BOOKS ⑤
写真・WEB動画で理解が深まる
若手医師のための
脊椎外傷の診断・保存的治療・手術

2018年 6 月10日発行　第1版第1刷
2024年11月10日発行　第1版第5刷

編　集　　松山 幸弘

発行者　　長谷川 翔

発行所　　株式会社メディカ出版
　　　　　〒532-8588
　　　　　大阪市淀川区宮原3−4−30
　　　　　ニッセイ新大阪ビル16F
　　　　　https://www.medica.co.jp/

編集担当　有地太
編集協力　有限会社エイド出版 伊藤房世
装　　幀　有限会社ティオ 大石花枝
本文イラスト　福井典子
印刷・製本　株式会社ウイル・コーポレーション

© Yukihiro MATSUYAMA, 2018

本書の複製権・翻訳権・翻案権・上映権・譲渡権・公衆送信権（送信可能化権を含む）は、（株）メディカ出版が
保有します。

ISBN978-4-8404-6530-4　　　　　　　　　　　　　　Printed and bound in Japan

当社出版物に関する各種お問い合わせ先（受付時間：平日9：00〜17：00）
●編集内容については、編集局 06-6398-5048
●ご注文・不良品（乱丁・落丁）については、お客様センター 0120-276-115